Milijana – Mika Golubović

Priručnik alternativne medicine

NEVEN

DRUŠTVO ŽIVIH PESNIKA

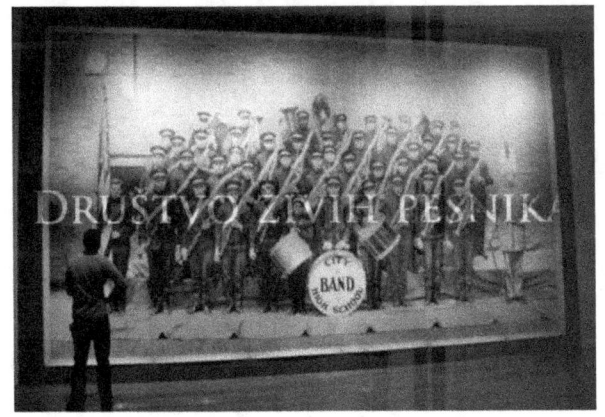

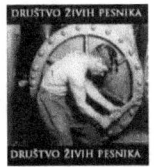

Jul, 2017.

Upornost je velika vrlina,

zato budite uporni

i učinite svoje zdravlje

još JAČIM!

Milijana - Mika Golubović

NAPITAK ZA DETOKS CREVA

Konzumacijom ovoga napitka možete ne samo očistiti creva, već i sprečiti razvoj raka debelog creva. Koristite samo domaće i ekološki uzgajane namirnice jer biste u protivnom u telo mogli uneti još više toksina.

Sastojci: ½ kg šargarepe, ½ kg svježe cvekle, 1 šaka naseckanih sušenih marelica, 1 šaka grožđa, 1 mala kašičica meda.

Priprema: Šargarepu i cveklu i sitno naseckajte i stavite u lonac. Skuvati vodu u drugom loncu pa njome prelijte povrće tako da vode bude dva prsta iznad povrća. Potom dodajte naseckane sušene marelice i grožđe (sušeno). Stavite na vatru pa čim provri maknite lonac s vatre. Kada se ohladi, dodajte u tečnost 1 kašičicu meda. Prebacite na neko hladno mesto i ostavite da odstoji 12 sati. Zatim procedite tečnost kroz gazu i čuvajte je u frižideru. Tri puta dnevno popijte po pola čaše, i to pre obroka. Komadiće voća i povrća takođe možete konzumirati zasebno ili ih jednostavno dodati u obrok. Kako biste što bolje očistili creva, primenjujte ovaj recept mesec dana. Navedena količina biće vam dovoljna za 2 dana.

Dobrobiti sastojaka iz detox napitka: Cvekla izvrsno čisti creva, jetru i krv te sprečava nastanak bubrežnih i žučnih kamenaca. Osim vitamina B1, B2, B6 i C, sadrži celi spektar minerala, poput kalcijuma, kalijuma, magnezijuma, fosfora, stroncijuma i broma. Zahvaljujući aminokiselini betainu, cvekla sprečava i nastanak tumorskih ćelija u organizmu. Šargarepa ima snažna antioksidativna svojstva te sadrži beta-karoten, koji se u telu pretvara u vitamin A. Taj je vitamin snažan borac protiv slobodnih radikala i čuvar vašeg imuniteta, koji je uz to esencijalan za rast ćelija i zdravlje očiju. Šargarepa čisti krv i bubrege, uravnotežuje količinu šećera u krvi te štiti od raka. Dobrobiti sušenih marelica i grožđa su višestruke. Ovo sušeno voće u kombinaciji eliminiše višak sluzi iz vaših trbušnih organa te doprinosi zdravlju jetre i slezine. Sušene marelice deluju poput blagog laksativa te podstiču eliminaciju otpada iz organizma. Grožđe takođe ubrzava probavu te ublažava anemiju i smanjuje rizik od raka. Med, prirodni zaslađivač, koji se popularno naziva i „tečnim zlatom", često se primenjuje kao prirodni lek u narodnoj medicini. Sadrži belančevine, vitamine i minerale preko potrebne organizmu te ima snažna antibakterijska svojstva. Prirodni med sadrži probiotike koji podstiču aktivnost tzv. dobrih bakterija u crevima.

Dodatni saveti za zdravlje creva:

Izbegavajte masnu, prženu i prerađenu hranu i gotova jela. Jedite glavičasto povrće poput kelja, brokolija, kupusa i prokulica. Konzumirajte hranu bogatu vlaknima, poput smeđe riže, zelenog lisnatog povrća, jabuka, bobičastog voća i lanenih semenki, jer takva hrana dodatno čisti zidove creva i podstiče njihov rad.

Uzimajte probiotike ili tzv. dobre bakterije, koje pridonose optimalnoj funkciji crevne mikroflore. Konzumirajte što više vode i nezašećerenih biljnih čajeva, koji ispiraju i eliminišu toksine.

EKSTRA MOĆI NAJJAČEG PRIRODNOG ANTIBIOTIKA

Najjači raspoloživi prirodni antibiotik koji uništava širok spektar mikroba, uključujući viruse, bakterije i gljivice ekstrakt je semenki grejpa poznat i kao citrofit. Upoznajte širok spektar delovanja na zdravlje ovog čudotvorca među prirodnim lekovima

Iz semenke i pulpe grejpa dobija se citrofit, najjači raspoloživi antibiotik koji deluje na jačanje imuniteta, a posebno je delotvoran za lečenje bakterijskih i gljivičnih infekcija

U vreme prehlada i gripa najčešće posežemo za prirodnim sredstvima koji garantuju jačanje imuniteta. Sveže namirnice najveći su izvor potrebnih vitamina i minerala, no ipak jedno voće izdvaja se u borbi protiv velikog spektra bolesti.

Grejp je poznat kao antioksidans po svom snažnom antibakterijskom delovanju. Bogat je vitaminom C, sadrži vitamine A, B, D, E i K kao i kalcijum, fosfor, magnezijum, mangan, cink, bakar i gvožđe. Njegovo pravo blago krije se unutar semenki. Iz semenke i pulpe grejpa dobija se citrofit, najjači raspoloživi antibiotik koji deluje na jačanje imuniteta. Zbog velikog broja polifenolnih spojeva, ekstrakt semenke grejpa pokazuje neverovatna svojstva.

Blagodeti ekstrakta semenki grejpa: snižava nivo holesterola u krvi, idealan je u prevenciji gripa i prehlade, delotvoran je kod alergija, leči akutne i hronične upale pomaže kod lečenja gastrointestinalnih infekcija, leči bolesti uzrokovane parazitima, idealan je za ispiranje usta, kod usnih ranica, zadaha, popucalih i suvih usnica, deluje protiv karijesa, pomaže kod bolova u uhu i hroničnih upala uha, izvrstan se pokazao u borbi protiv peruti, svrbeža temena, iscelujuće deluje kod malih rezova, ogrebotina, ranica, opekotina, osipa, smiruje ubode i ugrize insekata pomaže kod čireva na nogama, bradavica i kožnih infekcija, efikasan je kod gljivičnih infekcija i vaginalnih parazita, pomaže u borbi protiv slobodnih radikala, pomaže radu jetre i arterija.

CELER I LIMUN PROTIV POVIŠENOG HOLESTEROLA

Za pripremu ovog napitka od celera i limuna potrebno je:

➢ 3 limuna

➢ 500 grama svežih listova i stabljika celera

➢ 1 litar vode

Priprema:

Vodu prokuvati i ostaviti da se ohladi.

Limun dobro oprati, iseći ga na komade, sve zajedno sa korom. Celer takođe na grubo naseckati. Sada limun i celer dobro samleti (najbolje u blenderu). Kada se dobije fina kašasta masa preliti je prokuvanom vodom i dobro izmešati.

Poklopiti i ostaviti da odstoji preko noći a ujutru procediti i napitak naliti u staklenu flašu.

Piti ujutru i uveče po 0,5 dl napitka, pre jela.

Ovaj napitak protiv povišenog holesterola nema neželjenih efekata a često može sniziti i nivo triglicerida u krvi. Poželjno je za vreme ove vrste lečenja izbegavati slatko. Nakon 2-3 meseca proveriti nivo holesterola.

Ako je moguće napitak pripremati od neprskanog limuna.

Čaj od celera protiv reume

Staviti da provri 1/2 l vode zatim ubaciti 20 grama lišća celera, poklopiti i pustiti da se prokuva 2-3 minuta. Skinuti sa vatre i ostaviti poklopljeno da se prohladi. Procediti i piti tokom dana. Za lečenje reume poželjno je svakodnevno piti po 4 šolje čaja od celera u trajanju od 4-6 nedelja.

Celer i med

Celer i med pomoćiće iscrpljenom organizmu da se brže oporavi. Za to je potrebno narendati koren celera i pomešati ga sa dve kašike meda. Uzimati više puta dnevno po jednu malu kašiku mešavine.

Uopšte je dobro jesti salatu od mešavine jednakih delova narendanog celera i narendane jabuke.

ČUVARKUĆA I MED - lek za stomak (miome i ciste na materici)

Listove čuvarkuće potrebno je samleti i iscediti sok u jednu posudu. Tada dodati sok u med i izmešati da se sastojci sjedine. Tako napravljen med sa čuvarkućom potrebno je da se ostavi 7 dana da odstoji na toplom mestu, poslje toga je med spreman za upotrebu.

Važna napomena - smesu čuvarkuće i meda uzimati na gladan stomak pre jela po jednu kašiku, posle uzimanja meda potrebno je da se dva sata ne konzumira ništa od hrane.

Sastojci:

➤ Med 1 kilogram

➤ Čuvarkuća 500 grama

Zimi zbog smanjene fizičke aktivnosti dolazi do povećanog zadržavanja štetnih materija u organizmu. Smesa od meda i čuvarkuće ubrzava metabolizam i čisti telo od svih štetnih materija. Upotreba ove smese posebno je blagotvorna posle obilnih gozbi i raznih proslava.

ČAJ OD ČUVARKUĆE

Sastojci:

➤ 2 kašičice listova čuvarkuće,

➤ 1 čaša vrele vode.

Listove čuvarkuće preliti čašom vrele vode i ostaviti da odstoji 2 sata. Procediti i piti po 1/4 čaše, 4 puta na dan, pre jela. Čaj pospešuje izlučivanje mokraće, a kod proliva zatvara. Pomaže kod jake menstruacije, krvave dizenterije i upale uha.

ČUVARKUĆA, LIMUN I MED - za hemoroide

Limun, koji ste prethodno dobro oprali, ubacite u vodu s jednom kašičicom sode bikarbone i pustite da odstoji jedan sat. Potom ga dobro isperite i narežite na kriške, a zatim zajedno s 300 grama čistih listova čuvarkuće sameljite i procedite kroz gazu. U tečnost dodajte 750 grama livadskog meda i promešajte drvenom kašikom. Svako jutro natašte uzmite jednu kašiku smese.

Može se koristiti otprilike mesec i po.

ČUDESNI NAPITAK

Pijte ovaj čudesni napitak i vratite vaš vid u potpunosti.

Mnoge osobe imaju oslabljen vid. Kako biste ga ojačali ili sprečili dalji rast dioptrije, potrebno je da popravite neke svoje navike. Npr. vodite računa koliko vremena provodite ispred ekrana, potrudite se da ne bude previše. Takođe, gledajte TV sa normalne udaljenosti.

Osim toga, ključno je da se zdravo hranite, pogotvo da unosite dosta vitamina A koji je potreban za jačanje vida. Ovaj vitamin se najviše nalazi u šargarepi, a osim toga i u borovnicama. Možete ih jesti, ali i piti njihove sokove. Primetićete znatno poboljšanje. Redovno idite na preglede kod oftalmologa.

Ovde ćemo vam pokazati kako da napravite lek za jačanje vida, a osim što će dobro delovati na oči, poboljšaće vaše celokupno zdravlje.

Ojačaće vam imunitet, pomoći kod probavnih tegoba, anemije, poboljšati rad mozga i još boriti se protiv kancerogenih ćelija.

Sastojci:

➢ 500g oraha

➢ 500g meda

➢ 100g soka aloe vere

➢ 2 limuna

Priprema:

Očistite i usitnite orahe, iscedite limun i pomešajte sa ostalim sastojcima u blenderu. Konzumirajte po jednu kašiku pre obroka (2-3 puta dnevno). Čuvajte u tegli, u frižideru. Nakon nekog vremena, primetićete znatno poboljšanje. (smesu je potrebno držati u frižideru).

EVO ŠTA SE DEŠAVA AKO JEDETE MED I CIMET SVAKI DAN

Naučnici tvrde da je med je vrlo efikasan u lečenju brojnih bolesti a kada se kombinuje sa cimetom postaje smrtonosno oružje za viruse, visok nivo holesterola, šećera u krvi i drugih neprijatelja za naše zdravlje. Možda zvuči neverovatno, ali mešavina od meda i cimeta zaista leči skoro sve bolesti.

Šta više, ovi relativno jeftini sastojci mogu se kupiti u gotovo svim većim prodavnicama.

Srčana oboljenja

Napravite pastu od meda i cimeta. Mažite je na kriške hleba umesto marmelade i redovno jedite za doručak. Ovo će smanjiti nivo holesterola u arterijama i sprečiti infarkt.

Artritis

Dodajte dve velike kašike meda i jednu kašiku cimeta u čašu sa toplom vodom. Pijte ujutru i uveče. Kada se redovno konzumira može pomoći kao lek protiv raka, pa čak izlečiti hronični artritis.

Infekcija žučne kese

Pomešajte dve veće kašike cimeta i jednu kašiku meda u čaši sa mlakom vodom. Pijte ga svaki dan. To će uništiti mikrobe u žučnoj kesi.

Holesterol

Pomešajte dve veće kašike meda i tri kašike cimeta u velikoj čaši sa čajem. Kada ovo budete pili, nivo holesterola će se smanjiti za 10 odsto u samo dva sata.

Prehlada

Ako imate prehladu, uzmite jednu veliku kašiku meda sa ¼ kašikom cimeta. Uzimajte ovo tri dana za redom. To će rešiti prehladu, hronični kašalj i začepljenje sinusa.

Bolovi u stomaku

Med u kombinaciji sa cimetom će eliminisati bolove u stomaku. Redovnim uzimanjem, možete iskoreniti čir na želucu.

Imuni sistem

Redovno uzimanje meda i cimeta u prahu jača imunitet i štiti organizam od bakterija i virusa.

Grip

Španski lekari su otkrili da med sadrži prirodne sastojke koji ubijaju viruse i štite od gripa.

Gubitak težine

Kuvajte čašu vode sa medom i cimetom u prahu i pijte svako jutro na prazan stomak pola sata pre doručka. Kada se redovno konzumira pomaže u gubljenju kilograma.

Zadah

Svakog jutra isperite usta toplom vodom, pomešajte jednu kašiku meda i cimeta. To pomaže da se održi svež dah za ceo dan.

LEK ZA GRLO

Zimi nas najčešće uhvati grlo. Umesto uzimanja lekova, koji smanjuju prirodni imunitet organizma, uzmite ovo sredstvo, koje je lako pripremiti.

Priprema: U jednu teglu složititi kriške limuna, med i đumbir, koji je takođe narezan u kriške. Zatvoriti teglu i staviti u frižider gde će se formirati žele.

Korišćenje: Uzeti supenu kašiku želea, staviti u šolju i preliti kipućom vodom. Čaj je gotov.

Smeša se može držati u frižideru 2-3 meseca. Jednostavan, a delotvoran lek protiv grlobolje. Med je nauka priznala kao lek za mnoge vrste bolesti.

Ah, te pčele!

ČIŠĆENJE CREVA

1. DAN - uzeti 2 kašike mekinja, preliti sa 200ml vrele vode. Ostaviti da odstoji 30 min. pa pojesti sve u 19h.

2. DAN - uzeti 1 kašiku lanenog semena, preliti sa 200ml vrele vode. Ostaviti da odstoji 30 min. i sve zajedno pojesti u 19h.

3. DAN - u čašu vrelog mleka sipati 2 kafene kašičice maslinovog ulja. Popiti u 19h.

4. DAN - u 19h pojesti 1 šolju kompota od suvih šljiva.

Proces ponavljati 40 dana. Ne jede se posle 19h.

MELEM ZA ČIŠĆENJE ORGANIZMA OD BAKTERIJA

Napraviti melem od:

➢ 200g jačeg livadskog meda

➢ 200g kleke (suvo zrno), obavezno samleti u mlinu za orahe

➢ 200g putera ili maslaca

Sve sastojke izmešati drvenom ili plastičnom kašikom.

Jesti 2x dnevno pre jela, drvenom ili plastičnom kašikom.

TONIK ZA ČIŠĆENJE LIMFNIH KANALA

➢ 900ml soka od crvenog grejpfruta

➢ 900ml soka od pomorandže

➢ 200ml soka od limuna

➢ 2l vode

Sastaviti sok i popiti za 2 dana.

ČAJ OD LEŠNIKA

Pola kilograma lešnika u ljusci kuvati u 7l vode dok voda ne uvri na 5l.

Procediti i piti sledećih 5 dana po 1l dnevno.

ČAJ OD HRASTOVE KORE

Prstohvat čaja od hrastove kore kuvati 10min u 200ml vode na tihoj vatri.

Procediti i ostaviti da se ohladi na telesnu temperaturu.

Ispirati vaginu nekoliko puta, po potrebi.

Natopiti tampon u čaj i staviti preko noći.

Ponavljati mesec dana

ENERGETSKA BOMBA

- ➢ 1kg jabuka
- ➢ 1kg limuna
- ➢ 1kg šargarepe
- ➢ 1/2kg meda
- ➢ 300gr mlevenih oraha

Sve izrendati osim oraha i sastaviti, dobro izmešati i uzimati po 2 jelovne kašike ujutro i uveče.

ZA BUBREGE I PROTIV PARAZITA (TINKTURA)

Pola kilograma skrcanog oraha i jezgro i ljuska, 1,5l vode. Sve kuvati dok se ne ukuva na 0,5litara. Pred kraj kuvanja dodati prstohvat pelina i prstohvat karanfilića. U proceđeno dodati 0,5kg. meda ili 0,5kg žutog šećera da se istopi. Uzimati 3 puta po supenu kašiku.

MELEM OD SUSAMA I MEDA ZA PROSTATU

200g susama prepeći da porumeni i samleti na mlinu za kafu, sastaviti sa 300g meda i uzimati 3 puta dnevno po 1 kafenu kašičicu.

KAKO BEZBOLNO OČISTITI BUBREGE

Vrlo je jednostavno, treba uzeti šaku peršuna, dobro ga oprati, naseckati i staviti u lonac te dodati 1 litar čiste vode. Kad provri, kuvati desetak minuta i pustiti da se ohladi. Procediti i uliti u čistu bocu, te držati u frižideru.

Svaki dan popiti po 1 čašu i videćete kako nakupljeni otrovi i so počinju izlaziti pri mokrenju.

Peršun je poznat kao najbolji tretman za čišćenje bubrega!!

NUTRITIVNA SVOJSTVA PERŠUNA

- On je moćan antioksidans; podmlađuje kožu
- Sadrži beta-karoten
- Bogat je mineralima kao što su kalcijum, fosfor, gvožđe i sumpor
- Bogat je hlorofilom: suzbija loš zadah, pomaže u pročišćavanju tela od toksina i viška masnoća.
- Bogat je vitaminom C: odličan je za prevenciju raka, srčanih problema, katarakte i infekcija, i pomaže jačanju imunološkog sistema tela.
- Bogat je kalcijumom, vrlo je pogodan kod raznih dijeta jer suzbija i sprečava osteoporozu, kao i za vreme menopauze. Jako je dobar za decu i sportiste.

- Dobar je diuretik: pomaže u uklanjanju tečnosti na prirodan način. Zbog tog svojstva se koristi u dijetama za lečenje visokog pritiska (hipertenzije) i za lečenje bubrega.
- Njegov visok sadržaj vitamina i minerala čini ga idealnim za borbu protiv anemije, anoreksije, opšte slabosti, iscrpljenosti, mentalnog i fizičkog umora.
- Idealan je za jačanje kose i noktiju.
- Jako je dobar za lečenje kožnih problema.
- Koristan je protiv čireva.

KOROV KOJI LEČI KOSTI, JETRU, DIJABETES, RAK, ŽUTICU...

Zdravstvene koristi maslačka uključuju smanjenje rizika od bolesti jetre, dijabetesa, poremećaja mokraćnog sistema, akni, žutice, raka i anemije. Pomaže zdravlju kostiju, neguje kožu, a dobar je i za mršavljenje.

Kosti

Maslačak je bogat kalcijumom koji je neophodan za rast i snagu kostiju. Osim toga, sadrži i antioksidanse poput vitamina C i luteolina, koji štite kosti od oštećenja i krhkosti koje nastaju s godinama.

Jetra

Dok antioksidansi, vitamin C i luteolin, održavaju funkciju jetre i štite je od starenja, ostali spojevi u maslačku mogu pomoći u lečenju krvarenja.

Dijabetes

Sok od maslačka može pomoći dijabetičarima jer stimuliše proizvodnju insulina iz gušterače i pri tom zadržava nisku vrednost šećera u krvi. Budući da je maslačak prirodni diuretik, on podstiče mokrenje kod dijabetičara što pomaže uklanjanju viška šećera iz jela. Dijabetičari su takođe skloni bubrežnim problemima, pa njegova diuretička svojstva mogu pomoći u uklanjanju i taloženju šećera u bubrezima kroz učestalo mokrenje.

Koža

Takozvano mleko iz maslačka je veoma korisno u lečenju kožnih bolesti koje su uzrokovane mikrobnim i gljivičnim infekcijama. Treba izbegavati bilo kakav kontakt s očima. Mleko maslačka se može koristiti protiv svraba, lišajeva, ekcema i drugih kožnih bolesti, bez rizika od nuspojava ili hormonskih poremećaja.

Akne

Sok maslačka može pomoći pri pravilnom izlučivanju hormona, spotiče znojenje i širi pore. Sve to pomaže uklanjanju toksina putem znoja i urina. Primjenjuje li se direktno na područjima s aknama, može sprečiti mikrobiološku infekciju. Osim toga, može ubrzati proces zarastanja ranica zbog vitamina C kojeg sadrži, pa će ožiljci i crvene upale koje se pojavljuju kod lečenja akni biti manje vidljivi.

Rak

Maslačak sadrži visok nivo antioksidansa koji smanjuju slobodne radikale koji uzrokuju rak. Takođe detoksikuje telo, što dodatno štiti od razvoja tumora i raznih vrsta raka. Luteolin zapravo truje bitne sastavnice ćelija raka kad se veže na njih, te ih čini neučinkovitima i ne mogu se reprodukovati. Veoma je uspešan u borbi protiv raka prostate.

Žutica

Žutica je poremećaj jetre u kojoj organ počinje prekomerno lučiti žuč koja ulazi u krvotok i šteti metabolizmu. Višak žuči se ogleda kroz žućkastu boju kože i očiju. Lečenje žutice uključuje tri glavna koraka. Prvo, potrebno je obuzdati proizvodnju žuči. Drugo, mora se ukloniti višak žuči iz tela. Treće, treba se boriti s osnovnom virusnom infekcijom. Maslačak je vrlo važan. Podstiče zdravlje jetre i reguliše proizvodnju žuči. Budući da je prirodni diuretik, podstiče mokrenje pri čemu odlazi višak žuči. S obzirom da je snažan antioksidans bori se i protiv virusnih infekcija.

Zatvor

Neki sastojci maslačka, a to su visoke vrednosti dijetalnih vlakana, čine ga korisnim za probavu i zdravlje creva. Dijetalna vlakna stimulišu zdravu stolicu. Sprečava zatvor, ali i proliv. Reguliše rad creva što može sprečiti ozbiljnije gastrointestinalne probleme.

Anemija

Maslačak ima relativno dobar sadržaj gvožđa, vitamina i proteina. Dok je gvožđe sastavni deo hemoglobina u krvi, vitamini kao što je vitamin B i proteini su neophodni za formiranje crvenih krvnih zrnaca i nekih drugih sastojaka krvi. Na taj način maslačak može pomoći osobama koje imaju problema s anemijom da njihovo stanje bude pod kontrolom.

Visok krvni pritisak

Mokrenje je jednostavan način za snižavanje krvnog pritiska. Većina modernih lekova za snižavanje krvnog pritiska temelji se upravo na tom fenomenu. Sok maslačka podstiče mokrenje, kako količinski tako i u učestalosti. Vlakana iz maslačka su korisna za smanjenje holesterola što je jedan od uzročnika koji povećava krvni pritisak.

LEČENJE SUNCOKRETOVIM ULJEM

METODA KOJU MEĐU VAMA MOŽDA MNOGI ZNAJU ALI NIJE NA ODMET PONOVITI

Temeljno je načelo ovog lečenja veoma jednostavno - ispiranje (mućkanje) ulja u ustima, a sam organizam preuzima daljni postupak samoizlečenja. Na taj način moguće je istovremeno lečiti ćelije, tkiva i organe zato što se ovim postupkom sprečava uništenje mikroflore i razaranje ljudskog organizma. Bez zdrave mikroflore ljudski je vek pola kraći.

Čovek bi mogao doživeti dob od 140-150godina. Ovom se metodom potpuno leče: GLAVOBOLJA, BRONHITIS, ZUBOBOLJA, TROMBOZA, HRONIČNE BOLESTI KRVI, HRONIČNE IZRASLINE (TUMORI), ČIREVI ŽELUCA, BOLESTI CREVA, BUBREGA, UPALA MOZGA, ŽENSKE BOLESTI, ŽELUCA, JETRE, INFARKT i još mnoge druge poteškoće.

POSTUPAK JE OVAKAV: najmanje jedna čajna, a najviše jedna kašika za jelo suncokretovog ulja, mućka se zatvorenih usta ispirajući i provlačeči između zuba bez žurbe i truda od 15-20min. Ulje se ne sme ni u kojem slučaju progutati. Ispljunuti sadržaj je beo kao mleko, a ako je još žuta ispiranje je bilo prekratko. Usta se moraju više puta isprati vodom, a četkicom valja isprati zube. ISPLJUNUT SADŽAJ je veoma OTROVAN (slikovito rečeno). Zato UMIVAONIK TREBA DOBRO ISPRATI.

U ispljunutom sadržaju nalazi se velika količina štetnih bakterija i drugih štetnih materija i toksina. Važno je napomenuti da se ovim postupkom ispiranja pojačava izmena stanja u organizmu, tako da se uspostavlja trajno ozdravljenje. Da bi se proces lečenja ubrzao, postupak se može ponoviti tri puta na dan pre jela i na prazan želudac. Time je izlečenje brže i delotvornije.

Lečenje traje toliko dugo dok se organizmu ne vrati pređašnja snaga, težina i miran san. Eventualno pogoršanje je samo dobar znak da se telo počelo oporavljati i da bolesti nestaju.

LEČI I PSORIJAZU

Ovo je jedna od najdelotvornijih receptura, a može se piti kod bilo koje vrste kožne bolesti.

Pomešajte jednake delove: lišće oraha, koru hrasta i vrbe, koprivu i neven. Uzmite 3 čajne kašike mešavine i prelijte ih sa 7dl kipuće vode. Prekrijte ih i nakon 30 minuta procedite. Pijte 3 puta na dan pola sata pre obroka. Da bi uvideli rezultate budite uporni u ispijanju ovog napitka. Sve sastojke možete nabrati sami ili ih kupiti u biljnim apotekama i trgovinama zdrave hrane.

Fitoterapija kod svih bolesti preporučuje biljke koje čiste krv jer se tako čisti i koža i ubrzava ozdravljenje te smanjuje rizik od povratka bolesti. Sve biljke u ovom čaju popularne su u fitoterapijskoj primeni, a njihovo lekovito delovanje dokazano je viševekovnom tradicijom. Ovaj čaj pomaže u smanjivanju iritacija, crvenila, upala, svrabeža i bolova.

Lišće oraha

Lišće oraha ima snažna antiupalna svojstva i tradicionalno se koristi kod kožnih bolesti. Primjenjuje se u tretmanu ozbiljnih bakterijskih i gljivičnih infekcija, u tretiranju kožnih upala, ali i upalama probavnog sistema te kod akni, krvarenja desni, lišajeva i preteranog znojenja. Upotrebljava se kao sredstvo za detoksikaciju organizma, jačanje želuca i poboljšavanje probave i krvne slike, protiv čireva, kostobolje i gnojnih rana. Mladi listovi oraha beru se u rano proleće.

Kopriva

Kopriva je bogat izvor minerala kalijuma, kalcijuma, gvožđa, fosfora, magnezijuma, natrijuma; vitamina C, B2, B5, K. Sadrži sekretin koji je najbolji stimulans želudačnih žlezda, creva, jetre, gušterače i žučne kese. Bogatstvo gvožđem čini je dragocenom za stvaranje crvenih krvnih zrnaca, a time i za dobru prohodnost kiseonika. Kopriva jača organizam i čisti krv. Sadrži kvercetin snažni antioksidans i antihistaminik koji smanjuje jake upale. Upravo sama kopriva jek je za kožnu bolest koprivnjaču (urtikariju) i za druge osipe i kožne alergijske reakcije. Kopriva se bere u rano prleće dok je mlada.

Ljubičica ublažava kašalj i bronhitis

Upale disajnih puteva i otežano gutanje nisu problem sa kojim se suočavamo samo zimi. U proleće stupa u akciju ljubičica (Viola odorata), koja ublažava upale. Osim toga, podstiče znojenje i samim tim snižava temperaturu.

Prelijte 1 kašičicu sušenih cvetova ljubičice ključalom vodom i ostavite da odstoji 5 minuta. Za decu je odličan sirup za kašalj, koji se priprema na sledeći način: Prelijte šaku svežih cvetova ljubičice sa 300 mililitara vode, dodajte 300 grama šećera i ostavite da odstoji jedan dan (najmanje osam sati).

Procedite i kuvajte na pari jedan sat. Zgusnuti sirup sipajte u tamnu flašu i čuvajte u frižideru. koristi se u lečenju astme, tuberkuloze, glavobolje, nadimanja, gihta zapaljenja grla, svakojakih osipa, šarlaha, plućnog katara. Zbog umirujućeg delovanja ljubica se uspešno koristi u lečenju histerije, hipohondrije, nervoznog lupanja srca povezanog s osjećajem straha i teškim disanjem, kod nesanice, glavobolje i dr.

MAGIČNA MEŠAVINA KOJA POBOLJŠAVA VID

Vitaminska bomba po receptu ruskog oftalmologa.

Sve što vam je potrebno da biste napravili ovu lekovitu mešavinu jeste 100g soka aloe (aloja arborescens, koji ćete sami napraviti od biljke), 500g izdrobljenih oraha, 300g meda i sok od 3-4 limuna.

Prvo napravite sok od aloe: Isecite veće, donje i srednje listove aloe, ostavljajući netaknut vrh biljke i gornjih 3-4 lista. Isperite ohlađenom prokuvanom vodom, uklonite šiljke sa listova i isecite na sitne komadiće. Istrljajte i iscedite sok kroz duplu gazu.

Kada ste napravili sok od aloje, pomešajte ga sa ostalim sastojcima.

Ova mešavina uzima se tri puta dnevno, 30 minuta pre jela po 1 supenu kašiku. Konzumira se stalno dok ne dođe do poboljšanja vida. Osim toga, ovaj napitak je prava vitaminska bomba - jača ceo organizam. Oprane listove ne sečete odmah, nego ostavite na tanjir i držite u frižideru 10-12 dana. U ovim uslovima se u ćelijama aloe formiraju supstance poznate kao „biogeni stimulatori", koje bude aktivnost ćelija aloe. Nakon toga, listove ponovo operite i sledite gore navedeni postupak. Od takvih listova možete pripremiti i biostimulativni sok aloe.

***Napomena*:**

Treba da znate da je sok aloe kontraindikovan kod akutnih bolesti bubrega, gastrointestinalnog trakta, poslednjeg trimestra trudnoće, kod upalnih procesa ženskih polnih organa, kod bolesti kardiovaskularnog sistema u fazi dekompenzacije, tuberkuloze i hemoroida.

***Važno*:** Vrlo je bitno da biljka aloe ne bude mlađa od 2-3 godine

MASNOĆE U KRVI – PRIRODNO LEČENJE

- ➢ 300g belog luka
- ➢ 1kg limuna
- ➢ 1,5l vode
- ➢ 2 do 3 kašike jačeg sirćeta
- ➢ 1 čista gaza
- ➢ 1 staklena tegla od 2l

***Priprema*:**

Očistite 300g belog luka, ne morate se mnogo truditi, iako ostane nešto procedićete kroz gazu.

1kg limuna potopite u hladnoj vodi, dodajte 2-3 kašike jačeg sirćeta... u receptu stoji ovako: Limunove dobro oprati i pre seckanja držati pola sata u vodi s 2 kašike sirćeta zatim ga operite i odstranite krajeve.

Zatim sve sameljite (ja sam koristila mašinu za meso)

U veđoj šerpi dodajte 1.5l vode i prokuvajte, zatim u vrelo dodajte samleveni limun i beli luk. Kuvajte da samo provri i to je to.

Onako vruće kroz gazu procedite u teglu. Zatvorite i ostavite da se ohladi, čuvajte u frižideru.

Upotreba:

Ovaj lek uzimati na prazan stomak svakoga jutra malu čašicu, tokom 25 dana. Iza toga obavezno napraviti pauzu od 10 dana a onda ponoviti postupak do poboljšanja zdravstvenog stanja. Nakon toga prestati sa upotrebom leka.

MNOGI TVRDE DA SU UZ POMOĆ NJE IZLEČILI RAK:

8 zapanjujućih recepata za konzumiranje SODE BIKARBONE!

Soda bikarbona je verovatno jedan od najjeftinijih lekova na svetu. Efektivna je u borbi protiv svih bolesti, od prehlade do raka, ali može da se koristi i za oralnu higijenu, pa čak i kao dezodorans. Ako neki lek treba da imate u svojoj kućnoj apoteci, onda je to soda bikarbona.

Inače, mnogi ljudi još uvek brkaju sodu bikarbonu sa praškom za pecivo, koji u sebi ima aluminijum.

Natrijum bikarbonat ($NaHCO_3$), koji se najčešće naziva soda bikarbona, predstavlja prirodnu supstancu koja u ljudskom organizmu reguliše pH kao kontrateža nagomilavanju kiselina, što je ključna stvar. Ona utiče na pH ćelija i tkiva, uravnotežuje ćelijski napon i povećava količinu CO2 koji pomaže pri oksidaciji. Natrijum bikarbonat je moćan medicinski alat od kojeg svi mogu da imaju koristi.

1) Oralno zdravlje i rešavanje naslaga na zubima i desnima

Soda bikarbona je čest sastojak pasti za zube i tečnosti za ispiranje usta pošto se pokazala kao odlično sredstvo za uklanjanje naslaga. Da biste dobili neverovatno efektivnu pastu za zube i desni, pomešajte sodu bikarbonu i morsku so u odnosu 6:1.

Stavite smešu u blender i mešajte 30 sekundi, a zatim je prenesite u neku posudu. Umočite vrh kažiprsta u smešu i razmažite je po desnima i zubima. Ispljunite višak. Nakon 15 minuta isperite usta. Ova mešavina je neverovatno efektivna pri uništavanju bakterija.

Ako želite na prirodan način da izbelite zube, pomešajte jednu smrvljenu zrelu jagodu sa pola kašičice sode bikarbone. Nanesite mešavinu na zube i ostavite oko 5 minuta. Zatim operite zube i isperite usta. Ova metoda ne bi trebalo da se koristi više od jednom nedeljno, pošto bi preterana upotreba mogla da ošteti zubni enamel.

2) Prirodni dezodorans

Korišćenjem sode bikarbone kao dezodoransa lako ćete se izboriti sa neprijatnim telesnim mirisima, bez trovanja raznim hemikalijama.

Pomešajte oko 0,5 grama sode bikarbone sa malo vode, ali nemojte rastvarati, već odmah namažite smešu ispod pazuha. Takođe možete napraviti smešu sode bikarbone i kukuruznog skroba.

3) Bolesti bubrega

Bikarbonat je alkalna supstanca koja se prirodno proizvodi u organizmu i koja pomaže pri regulaciji pH. Kod ljudi koji boluju od hroničnih bolesti bubrega, koje nastaju zbog dijabetesa ili povišenog krvnog pritiska, bubrezi teže uklanjaju kiseline iz organizma. Zbog toga često dolazi do stanja koje se naziva metabolička acidit.

Natrijum bikarbonat je smanjio stopu pada funkcionalnosti bubrega za dve trećine, te je samo 6,5% pacijenata moralo biti podvrgnuto dijalizi do kraja studije.

4) Rak

Studije su pokazale da se povećanjem nivoa bikarbonata u organizmu povećava pH kiselih tumora, bez uticanja na pH krvi i zdravih tkiva. Iako ovaj tip studije nije još izveden kod ljudi, dokazano je da soda bikarbona kod životinja čini tumore alkalnijim i sprečava metastazu.

Na osnovu ovih studija i činjenice da je soda bikarbona bezbedna, renomirani svetski lekari kao što je dr Džulijan Vitaker usvojili su uspešne protokole za lečenje raka kao deo nutritivnog i imunog programa podrške organizmu kod pacijenata koji boluju od ove bolesti. Prema Vitakerovom protokolu, 12 grama sode bikarbone se pomeša sa dve šolje vode, zajedno sa niskokaloričnim zaslađivačem po izboru (zbog boljeg ukusa). Ovu mešavinu treba piti u periodima od oko sat - dva tri puta dnevno.

Mnogi ljudi tvrde da su izlečili rak koristeći sodu bikarbonu.

5) Dermatološka stanja

Ukoliko vam je potreban preparat za ujede insekata, napravite pastu od sode bikarbone i vode i nanesite na bolno mesto na koži.

Za lek protiv opekotina od sunca, stavite pola šolje sode bikarbone u kadu sa mlakom vodom i potopite se. Kada izađete, pustite kožu da se sama osuši jer ćete peškirom skinuti ostatak sode bikarbone. Takođe možete napraviti hladne obloge od sode bikarbone i vode i naneti direktno na opekotine.

Umesto grubih sapuna, napravite pastu tako što ćete pomešati sodu bikarbonu i vodu ili sodu bikarbonu i tečni sapun u odnosu 3:1. Pastu od sode bikarbone i vode možete koristiti za piling lica i tela.

Ukoliko imate trn, stavite kašiku sode bikarbone u čašicu vode i potapajte bolno mesto dva puta dnevno. Trn će izaći sam od sebe nakon par dana.

Ukoliko ne možete da priuštite sebi tretman u banji, možete potopiti stopala u toplu vodu u koju ste dodali sodu bikarbonu. Ovo je jedan od efikasnih načina za rešavanje problema atletskog stopala i ublažavanje žuljeva. Britanski istraživači su otkrili da je dodavanje sode bikarbone u kadu prilikom kupanja olakšalo svrab i iritaciju kod pacijenata sa psorijazom.

6) Antacid za gorušicu, lošu probavu i čireve

Najjeftiniji način da se rešite gorušice i loše probave jeste da pomešate kašičicu sode bikarbone u šolji vode i popijete sat-dva nakon obroka.

Soda bikarbona može neutralisati bol u stomaku, gastroezofagealnu refluksnu bolest (GERD), hijatalnu herniju i razna druga stanja izazvana viškom kiseline.

Važno je napomenuti da se čirevi ne smeju hronično tretirati sodom bikarbonom. Iako to pomaže na početku, kasnije može samo pogoršati stvari.

7) Prehlada i grip

Izlečeno je mnoštvo slučajeva prehlade i gripa koristeći sodu bikarbonu. „Prosto rastvorite preporučenu dozu sode bikarbone u čašu hladne vode i popijte", kao preporučene doze se navode sledeće:

1. dan – uzeti 6 doza od po pola kašičice sode bikarbone u čaši hladne vode u intervalima od sat-dva

2. dan – uzeti 4 doze od po pola kašičice sode bikarbone u čaši hladne vode u istim intervalima

3. dan – uzeti dve doze od po pola kašičice sode bikarbone u čaši hladne vode ujutru i uveče, a posle toga po jednu dozu svako jutro dok simptomi u potpunosti ne nestanu.

8) Podizanje energije

Osvežite se svako jutro tako što ćete ukombinovati etarska ulja i sodu bikarbonu pri jutarnjem tuširanju. To možete učiniti tako što ćete u silikonskim modlama pomešati šolju sode bikarbone, pola šolje limunske kiseline, pola šolje kukuruznog skroba, po 30 kapi etarskih ulja lavande, narandže i matičnjaka.

Ostavite da smeša odstoji 8 sati, a nakon toga možete da napravite jednu osvežavajuću mirisnu kupku.

GRUPA NAMIRNICA KOJE DELUJU PROTIV TOKSINA U NAŠEM ORGANIZMU

Repa

Repa je najkvalitetnija namirnica u ovoj kategoriji. Prepuna je beta karotena i vitamina B3, B6 i C. Pored toga, repa predstavlja bogat izvor magnezijuma, cinka i gvožđa, ključnih elemenata u procesu detoksikacije organizma. Takođe, repa deluje i na zdravlje žuči i jetre, organa koji imaju najveću ulogu u otklanjanju toksina iz tela.

Jabuke

Jabuke su bogate vlaknima, vitaminima, mineralima, bioflavonoidima i terpenoidima. Svi nabrojani elementi pomažu u detoksikaciji organizma. Napomena: uvek se preporučuje uzimati organski uzgojene jabuke, koje nisu špricane, jer su jabuke uzgojene neorganskim putem prepune pesticida koje unosimo u telo.

Beli luk

Beli luk ili češnjak je izuzetno snažan prirodni antiseptik i antibiotik, koji uništava mikrobe i reducira količinu toksina u našem organizmu.

Maslačak

Maslačak je dosta poznata biljka u našim krajevima, a uz to je i jedna sa najvećim izborom iskoristivosti u lekovite svrhe. On je super antioksidant koji uspešno čisti probavni trakt i utiče na obnovu ćelija jetre. Listove maslačka možete jesti kao salatu, ili kao dodatak salatama.

Seme lana

Seme lana je odličan izvor vlakana i omega 3 ulja, što ga čini jednom od najvažnijih namirnica u procesu detoksikacije. Najčešće se uzima ujutro, kašika lanenih semenki s limunovim sokom, koji pomaže u rastvaranju semenki u želucu.

Limun

Kao glavnu karakteristiku limun ima to da stimuliše oslobađanje enzima koji će toksine pretvoriti u svrhu lakšeg izbacivanja iz tela. Kao i kod semenki lana, limun je najbolje koristiti ujutro kao limunadu bez šećera.

Artičoka

Artičoke imaju blagotvorno delovanje na žuč i jetru. Ta dva organa su ključni u procesu detoksikacije.

Đumbir

Đumbir u sebi ima aktivan sastojak kurkumin koji mu daje žutu boju, a najbolje deluje na jetru i poremećaje u probavi.

NAJBOLJI LEK ZA KAŠALJ KOJI DELUJE ODMAH

Svima nam smeta kašalj, sputava nas u mnogim situacijama i često nam ne da spavati. Ovaj prirodni lek će vam pomoći da se rešite dosadnog kašlja.

Lek se sastoji od meda i luka. Ovi sastojci imaju antiupalna i antibakerijska svojstva, vitamine i minerale. Ovaj lek će povoljno delovati na celokupno zdravlje i nećete imati neželjene posledice.

Sastojci

- ➢ 2-3 kašike meda
- ➢ 1 glavica luka

Priprema

Ogulite lik i iseckajte ga i onda prelijte sa medom i pokrijte. Ostavite preko noći na sobnoj temperaturi. Ujutru procedite pomoću cediljke ili gaze.

Pripremljena količina je dovoljna za jedan dan, a potrebno je da svaka 2 sata uzmete po kašiku ove smese. Nadamo se da će vam ovaj recept biti od koristi.

Još jedan lek protiv kašlja, bronhitisa i laringitisa

Ovo je vema efikasan narodni lek ne samo za kašalj, sa uspehom leči bronhitis, laringitis i traheitis kod dece i odraslih.

Ovaj napitak može da izleči čak i najkomplikovaniji kašalj koji ne uspeva da izleči savremena medicina.

Pokušajte ovaj recept, tvorci tvrde da provereno pomaže.

Za pripremu napitka protiv kašlja, uradite sledeće:

Prokuvajte šolju (250 ml) mleka. Malo ohladite. Zatim dodajte kašiku putera (maslaca) i kašiku meda.

Promešajte i dodajte u šolju dobro umućeno žumance i 1/4 kašičice sode bikarbone.

Lek se uzima pred spavanje, najmanje 5 dana.

Recept za sredstvo za izbacivanje šlajma

Za odrasle 1 čajnu kašikicu, za decu 1/2 čajne kašičice, a poznato je kao i odlično sredstvo za izbacivanje šlajma.

Ugrejati sledeće sastojke i popiti u toku dana – pola ujutru, a pola uveče:

➤ 2 kašike maslinovog ulja

➤ 2 kašike soka od limuna

➤ 2 kašike vode

➤ 1 kašika meda

NARODNI LEK ZA SKIDANJE ŠEĆERA I VIŠKA KILOGRAMA

Sastojci:

➤ 2 štapića cimeta

➤ kesica karanfilića

➤ 1,5l flaširane vode za koju znate da je dobar diuretik (voda ne sme biti gazirana)

Priprema:

U vodu ubaciti cimet i karanfiliće. Ostaviti da stoji 4-5 dana u frižideru.

Svakog jutra uzimati 1dcl vode na prazan stomak.

Kada vidite da vam je vode preostalo za još 4 dana, spremite novu količinu.

Popiti 3 flaše, pa napraviti pauzu od 15-ak dana. Po potrebi ponoviti turu.

Napomena: Ovaj narodni lek odličan je i za skidanje holesterola i trglicerida.

Ne želite oboleti od dijabetesa? Nabavite ovo zrno koje skida dijabetičare sa insulina

Ako su vrednosti šećera (glukoze) u krvi duže vreme iznad normalnih vrednosti (iznad 6,9 mmol/L) govorimo o dijabetesu. Posledice dijabetesa su zapravo ono o čemu se trebamo zamisliti a neke od njih su oštećenja krvnih žila, bubrega, oštećenje vida , otvorene rane na nogama (teško zarastanje), živčana oboljenja, impotencija, visoki krvni pritisak i slično.

Ovde crni kim može pomoći jer je to bolest takozvanog autoimunog karaktera.

U ulju crnog kima postoje sastojci koje imaju vrlo slično delovanje kao i insulin.

Testiranja su pokazala da je najoptimalnija doza 2 grama dnevno.

Dva grama semena crnog kima su dve do tri kapsule mlevenog semena.

Seme treba da bude pripremljeno na odgovarajući način (zagrejano i samleveno).

Ulje crnog kima je dva i po puta bolje od semena, tako da je potrebna manja količina ulja, oko pola čajne kašike. Ne brinite se ako ne možete precizno izmeriti pola čajne kašike.Da bi terapija bila uspešna, treba se pridržavati preporučene dijabetičke dijete ukoliko ste već oboleli.

OKOŠTAVANJE VRATA

Okoštavanje vrata teško je izlečiti, ali postoji lek za to. Osteokondroza je bolna i praćena osećajem nelagodnosti u vratu, a rezultira gubitkom osećaja u rukama.

Ovaj jednostavan prirodan lek ublažava bol i sve ostale simptome okoštavanja vrata brzo i efikasno . Nakon tretmana, nećete osetiti nikakvu bol za sledećih pet godina.

Ova mešavina za masažu priprema se s nerafiniranim biljnim uljem i soli (možete koristiti morsku vodu, ako želite). Sve što treba je: 10 kašika soli i 20 kašika ulja (maslinovo, suncokretovo).

Uputstva:

Pomešajte sastojke u staklenu posudu i zatvorite. Nakon nekoliko dana videćete svetlu smesu u tegli.

Korišćenje:

Lek svakog jutra umasirajte na bolno područje. U početku je potrebno masirati 2 – 3 minuta, a zatim povećati vreme za 2 – 3 minuta dnevno dok ne dođete do 20 minuta masaže dnevno. Zatim obrišite vrat sa vlažnom krpom.

Nakon 10 dana lečenje će značajno poboljšati cirkulaciju krvi i samom masažom stimulisati regeneraciju hrskavice i koštanog tkiva . Osetićete olakšanje.

Glavobolje će nestati , a vid i cirkulacija će se poboljšati jer će se telo očisti ti od toksina, metabolizam će se normalizovati.

NAJZDRAVIJI HLEB NA SVETU

Ovaj hleb stimuliše stvaranje crvenih krvnih zrnaca i hemoglobina, pospešuje uklanjanje kancerogenih i toksičnih materija iz organizma, kao i viška holesterola, a preporučuje se i radi prevencije dijabetesa, arteroskleroze, celulitisa.

Ova vrsta hleba pravi se od proklijalih zrna pšenice, uz minimalni dodatak kvasca i soli, bez aditiva, konzervansa i sličnih materija.

Sve ostale vrste hleba razlikuju se od ovog, pre svega po tome što sadrže brašno niske biološke vredenosti, sa svojstvima koje ljudski organizam praktično ne može da usvoji.

Ovaj hleb bez brašna je hranljiv kao i svi ostali pekarski proizvodi, ali i obiluje bogatstvom proteina, vitamina, aminokiselina, masti, ugljenih hidrata i raznih minerala. Samo sadržaj hranljivih vlakana je dvadeset puta veći nego u hlebu koji je uobičajen u širokoj potrošnji.

Redovno konzumiranje ovog hleba stimuliše stvaranje crvenih krvnih zrnaca i hemoglobina, pospešuje uklanjanje kancerogenih i toksičnih materija iz organizma, kao i viška holesterola, a preporučuje se i radi prevencije dijabetesa, arteroskleroze, celulitisa.

Na ukus se treba pomalo navići jer ovo ipak nije tipičan meki, naduvani beli hleb.

Ali je zato sve ono što beli hleb nije.

Sastojci:

➤ 300g pšeničnog zrna

➤ 100g ječmenih pahuljica

➤ 2 supene kašike susama

➤ 2 supene kašike lanenog semena

➤ 2 supene kašike suncokretovog jezgra

➤ 1 kafena kašikica soli

➤ 1/2 svežeg kvasca+50 mil vode

Proces izrade ovog neobičnog hleba je malo poduži, ali stvarno ne traži mnogo vremena da se izradi. Počinje tako što pšenicu prelijemo vodom. Pšenica stoji u vodi tri dana sve dok ne počne da isklijava. Voda se povremeno menja da se pšenica ne bi ukiselila.

Nakon tri dana pšenicu ocedimo od vode i u malim količinama meljemo mašinom za mlevenje mesa ili u blenderu. Na kraju se dobija masa slična testu.

U samlevenu pšenicu dodajemo pahuljice po izboru ja sam koristila ječmene. Pahuljice se prvobitno natope mlakom vodom koju kada omeknu stiskanjem dobro ocedimo.

Masi možemo dodati i razne semenkice po izboru recimo seme suncokreta, lana i susama koje blago popržimo na suvom tiganju pre dodavanja u masu za hleb.

U 50 ml vode umešamo pola svežeg kvasca sa kašičicom šećera. Kada kvasac nadođe dodamo ga masi za hleb i zamesimo rukom. Nema potrebe za dodavanjem dodatne količine vode jer je sama pšenica bila dovoljno vlažna.

Najzdraviji hleb na svetu-2

Masi za hleb dodamo i kašiku soli, dobro sve sjedinimo i izručimo u kalup za pečenje da odstoji oko 30 min. Najbolje je koristiti silikonske kalupe jer tada nema potrebe za dodavanjem bilo kakvih masnoća. Dok se masa odmara kalup prekrijemo vlažnom krpom da se ne bi stvorila korica pre pečenja.

Rernu zagrejemo na 220 stepeni celzijusa. Pre pečenja u rernu ubacimo nekoliko kockica leda da bi se rerna zaparila, što omogućava kvascu da još malo digne hleb pre nego što očvrsne kora. Hleb pečemo oko 45-50 minuta. Najbolje je pečenost proveriti drvenim štapićem kao i kod pečenja kolača.

POTREBE NAŠEG ORGANIZMA ZA TEČNOŠĆU POVEĆANE SU TOKOM LETA

To je doba kada se jače znojimo, a samim tim i rešavamo otrova iz organizma.

Čišćenje tela možete podstaknuti zdravim napitkom.

Najbolje ga je pripremiti kombinacijom sezonskog voća i povrća (po mogućnosti organskog porekla) obogatiti super-namirnicama poput chia semenki.

Namirnice kao što su krastavac, đumbir, limun, menta i peršun bogate su mineralima i vitaminima te se preporučuju za mršavljenje i detoks.

Potopljene u vodi chia semenke se pretvaraju u želatin, što je odlično za probavni sistem jer se tako usporava razgradnja ugljenohidrata i sprečavaju nagle oscilacije šećera u krvi.

Ova činjenica posebno ide u prilog onima koji boluju od dijabetesa.

Sastojci:

➢ 2 l vode

➢ 1 limun

➢ 2 supene kašike narendanog korena đumbira

➢ 2 srednje velika krastavca

➢ 1 šaka lišća sežeg peršuna

➢ 10 listića sveže mente

➢ chia semenke

➢ kockice leda

Priprema:

Đumbir ogulite i narendajte, krastavce operite i narežite na kriške (ako nisu iz organskog porekla, ogulite ih prije rezanja), lišće svežeg peršina i mente operite. Limun, ako je iz organskog uzgoja, operite i narežite na manje kolutiće. Ako nije, nemojte koristiti koru već ga iscedite.

Sve sastojke stavite u staklenu posudu i prelijte vodom. Poklopite i ostavite u frižideru preko noći, tako da se nutrijenti oslobode u vodi.

Vodu bez voća i povrća sipajte u čaše i dodajte po 1 čajnu kašiku chia semenki u svaku. Promešajte i ostavite oko 10 minuta pre konzumiranja. Dodatno ukrasite kockicama leda.

Preporuka:

U kalupe za led, uz vodu stavite i bobičasto voće. Tako ćete dobiti šarene kockice leda koje će vaš napitak učiniti zanimljivim i još ukusnijim.

Pijte i hladite se ovim zdravim napitkom tokom celog dana!

PRIPREMA ZA ČIŠĆENJE JETRE

Sastojci:

➢ 1 kg šargarepe;

➢ 1 kg crne rotkve;

➢ 1 kg limuna;

➢ 2 crvena grejfruta. (od ovoga iscediti sok)

U ovaj sok sipati 1/2 litra maslinovog ulja i 200 gr. meda. Sve dobro sjediniti i piti svako jutro i veče po 1 malu rakijsku čašicu. Pre pijenja uvek dobro promućkati i držati u frižideru. Kada se ovo popije naredni dan doručkovati nešto lagano i od 14 sati ne jesti ništa nego primenjivati sledeće:

U 18 časova rastvoriti 1 kesicu od 10g gorke soli u 2 decilitra mlake vode i popiti

U 20 časova rastvoriti 1 kesicu od 10 g gorke soli u 2 decilitra mlake vode i popiti .

U 22 sata popiti sok od 1 grejpfruta (crveni grejfrut) sa pola šoljice maslinovog ulja i staviti toplu oblogu na jetru sa desne strane i leći.

Ujutru u 6 sati popiti 1 kesicu od 10 gr. gorke soli u 2 decilitra mlake vode rastvorenu.

U 8 sati ujutru opet popiti 1 kesicu od 10 gr. gorke soli rastvorene u 2 decilitra mlake vode.

U 10časova ujutru jesti nešto lagano i tako ceo dan .

Ovaj proces ponavljati tj. čišćenje sa gorkom soli svakih 15 dana 4-5 puta.

Pripremu čišćenja jetre i samo čišćenje jetre sa gorkom soli odrađivati s proleća i s jeseni.To činiti 3 do 4 godine.

PRIRODNI LEK PROTIV ARITMIJE

Srčana aritmija jednostavno znači da je srčani ritam neujednačen – ili previše brz ili previše spor. Kada vam srce kuca previše brzo (više od 100 otkucaja u minuti) stanje se zove tahikardija. Kada ono kuca prespore (ispod 60 otkucaja u minuti) to je bradikardija. Aritmije takođe imaju nazive prema delu srca koji zahvataju. Atrijalne aritmije srčanih pretkomora predstavljaju poremećaj sposobnosti srca da pumpa krv iz gornjih komora, što ima za posledicu „skupljanje" krvi. Ova krv koja stagnira može da formira ugruške i pokrene srčani ili moždani udar. Ventrikularne aritmije, koje zahvataju veću, nižu srčanu komoru, mogu dovesti do stanja zvanog ventrikularna fibrilacija, kada komore lagano trepere umesto da se jako kontrahuju. Ventrikularna aritmija osnovni je uzrok smrtnosti znatnih razmera usled srčanih udara.

Srčana aritmija je ozbiljno stanje koje bi trebalo da leči lekar. To je stanje koje se mora pokriti lekovima. U dogovoru sa lekarom treba uključiti i neke prirodne metode koji su pokazali svoju delotvornost u saniranju ovog problema.

Anđelika - ova biljka sadrži najmanje 14 jedinjenja blagotvornih protiv aritmije, od kojih je jedno podjednako delotvorno kao i verapamil, popularni blokator kalcijumovih kanala.

Celer sadrži kalcijumove blokatore, dok ostale biljne hemikalije, kao što su apigenim, apiin, magnezijum, kalijum, pomažu pri sprečavanju i lečenju aritmija, uključujući i druge sastojke koji regulišu krvni pritisak i nivo holesterola u krvi.

Beli luk ima antiaritmijsko delovanje.

Cinhona - ovo je izvor kinina, poznatog sredstva za lečenje malarije. Ključno jedinjenje je kinidin, danas standardni lek protiv aritmije. Ipak, kinidin nije jedino blagotvorno jedinjenje ove biljke, ima ih više od desetak. Budući da tonik sadrži nekoliko ovih jedinjenja, može se preporučiti korišćenje ovog napitka.

Glog - vekovima je poznat tonik za srce, a savremena istraživanja potvrdila su njegovu tradicionalnu upotrebu. Mnoge studije dokazuju da on pomaže u sprečavanju srčanih tegoba, lagano jačajući srčani mišić, poboljšavajući cirkulaciju krvi kroz srce i smanjujući potrebe srca za kiseonikom. On takođe pomaže srcu da pumpa krv sa manje napora. Prirodnjaci preporučuju standardizovane ekstrate i ne preporučuju upotrebu sirovog gloga. Vrsta ekstrata veoma je važna. Preporučeni ekstrat sadrži

1.8% viteksin-4-ramnozida ili 10% oligomernih procijanida (OPC) u dozama 120 do 240 miligrama triput dnevno. Ukoliko je ekstrat standardizovan na 18% OPC-a, preporučena doza je 240 do 480 miligrama dnevno. Da biste dobili ove ekstrate morate se posavetovati sa prirodnjakom. Tu i tamo pojavljivali su se izveštaji da glog može, u nekim slučajevima, da pogorša aritmiju. Ne obraćajte previše pažnje na ove izjave, ali bolje je biti siguran nego zažaliti. Ukoliko želite da isprobate ovu biljku, zaista morate biti pod lekarskim nadzorom.

Gorki morač - izvor je amiodarona, jednog od ključnih lekova za suzbijanje aritmije. Aktivni sastojak ove biljke je kelin, a derivat kelina je amiodaron. Uobičajeni recept je četvrtina kašičice ploda gorkog morača u prahu prelivena kipućom vodom. Natapati 5 minuta i piti nakon naprezanja.

Šimširka - najpoznatija je kao prirodni antibiotik jer sadrži berberin. U okviru jednog kineskog istraživanja pokazalo se da je berberin smanjio tegobe ventrikularnih aritmija za 50% kod više od polovine osoba koje su ga koristile. Najbolji način korišćenja ove biljke je jeste da kupite standardizovani biljni ekstrat u prodavnici zdrave hrane i sledite uputstva na pakovanju. Moguće je napraviti i čaj sa kašičicom ili dve osušenog bilja na šolju kipuće vode.

Ginko - to je omiljeni kineski tonik za srce. Ne zna se ni za jedno istraživanje koje nije pokazalo da je ginko delotvoran u suzbijanju aritmije, ali, kao i glog, on poboljšava protok krvi do srca i smanjuje koronarnu potražnju za kiseonikom, smanjujući, na taj način, kratke udisaje i bol u grudima. Ginkov ekstrakt možete nabaviti u mnogim prodavnicama zdrave hrane.

Možete da probate 60 do 240 miligrama dnevno, ali ne uzimajte više od toga. U većim količinama, ginko može da prouzrokuje dijareju, razdražljivost i uznemirenost.

Gorčika - najpoznatija je kao lek protiv kašlja i nazeba jer su njena dva ključna jedinjenja marubin i marubinska kiselina - dobri ekspektoransi. Međutim, ova jedinjenja takođe imaju svojstvo regulisanja srčanog ritma. Čaj možete pripremiti od 2 do 3 kašičice ove biljke i piti po šolju posle ručka ili večere.

Srdačica - kineske studije su potvrdile da ova biljka usporava otkucaje srca, poboljšavajući njegovu opštu aktivnost. Ona takođe pomaže smirivanju nervnog sistema, smanjujući anksioznost, nervnu napetost i stres koji mogu pratiti i pokrenuti srčane tegobe. Preporučuje se po 15 grama u tri šolje kipuće vode. Uzimajte čaj nekoliko puta da vidite hoće li vam pomoći.

Tušt - prema nekim studijama oko 70% Amerikanaca pati od nedostatka magnezijuma, možda se zbog toga i aritmije javljaju u tolikoj meri. Naučnici beleže da magnezijum u dozama od 250 miligrama dnevno pomaže u sprečavanju srčane aritmije. Tušt je veoma bogat magnezijumom, kao i boranija, zrna maka, ovas i spanać.

Odoljen - najpoznatiji je kao sredstvo za uspavljivanje. Međutim, pokazano je i da ima jedinjenja proverenih antiaritmijskih svojstava. Odoljen poseduje još neke blagotvornosti za srce: smanjuje krvni pritisak, povećava protok krvi do srca i poboljšava sposobnost srca da pumpa krv. Čaj se priprema od jedne do dve kašičice sušene biljke na šolju kipuće vode, 2-3 šolje dnevno. Ako ne možete da podnesete ukus, probajte umesto toga tinkturu u kapsulama.

Kordiceps - se smatra najvažnijom lekovitom gljivom, koja sa svojim aktivnim sastojcima deluje blagotvorno na više sistema i organa u organizmu. Pored toga što jača imunitet, vrši imunomodulaciju, poboljšava funkciju jetre i bubrega, reguliše nivo šećera u krvi, sprečava rast malignih ćelija, suzbija hronični umor i depresiju, ova gljiva se pokazala delotvornom i kod bolesti kardiovaskularnog sistema.

➢ jača mišiće u organizmu, naročito srčani, i tako sprečava aritmije

➢ jača krvne sudove

➢ reguliše nivo dobrog i lošeg holesterola u krvi

➢ deluje na brže oslobađanje kiseonika iz krvi i na taj način daje energiju i štedi srce, omogućava mu pravilniji rad, sa manje opterećenja

PRIMED 11 KARDIO je prirodni dodatak ishrani koji u svom sastavu ima med, kakao, cimet i kordiceps. Podiže imunitet i sprečava srčane probleme. Ovaj prirodni preparat čisti krv od lošeg holesterola i omogućava bolju cirkulaciju i pravilniji rad srca. Poznato je da kakao ima dosta delotvornih svojstava na srce i krvne sudove, međutim, termičkom obradom se većina tih svojstava gubi. Primed 11 je prirodni proizvod koji u svom proizvodnom procesu termičku obradu, tako da će se zajedno sa mineralima i vitaminima iz meda i cimeta visoko kotirati kao zdrava i kvalitetna namernica organskog porekla. Svaki od ovih sastojaka ovog prirodnog preparata posebno, blagotvorno deluju na srce i krvne sudove, naročito kordiceps sa njegovim brojnim lekovitim svojstvima.

REKLI SU VAM DA JE JABUKOVO SIRĆE ZDRAVO ALI OVO VAM NISU REKLI

Pored sode bikarbone, jabukovo sirće jednostavno morate imati u kući ili na putu u svakom momentu. Ono deluje bolje od lekova, a pri tome je 100% prirodan preparat.

Evo kako možete da iskoristite jabukovo sirće:

1. Neutralizuje mirise

Ako se u vašoj kući oseća neprijatan miris koji nikako da nestane, stavite malu količinu jabukovog sirćeta u posudu tamo gde se miris oseti i ubrzo ćete uživati u prijatnoj aromi koja prožima prostor.

2. Ubija korov

Pomešajte dve litre jabukovog sirćeta, četvrtinu šoljice soli i pola kašičice deterdženta za sudove. Poprskajte korov ovom mešavinom i gledajte kako trune i žuti. Pazite da ne poprskate cveće koje želite da zadržite.

3. Čisti lice

Zbog svojih antibakterijskih svojstava jabukovo sirće je idealno i za čišćenje lica. Može pomoći u uklanjanju bubuljica kao i u ravnoteži pH kože. Razblažite malo sirćeta u vodi, umočite komadić vate pa prebrišite lice.

4. Uklanja modrice

Na mesto gde ste se udarili ili se već pojavila modrica utrljajte malo sirćeta. Delovaće protivupalno te će smanjiti diskoloraciju.

5. Uklanja neprijatan zadah

Mućkajte malu količinu jabukovog sirćeta u ustima i to će pomoći u eliminaciji neprijatnog zadaha. Sirće će ubiti bakterije koje prouzrokuju zadah.

6. Kosi daje mekoću i sjaj

Sipajte trećinu šoljice jabukovog sirćeta u četiri šoljice vode i time isperite kosu nakon šamponiranja, a zatim hladnom vodom. Ako imate perut dvaput nedeljno poprskajte glavu sa mešavinom od jednake količine sirćeta i vode. Zamotajte kosu u peškir i ostavite da odstoji sat vremena. Operite kosu kao i obično.

7. Služi kao dezodorans

Ne možete naći zdraviji dezodorans od jabukovog sirćeta. Nanesite malo sirćeta ispod pazuha i sačekajte da se osuši nakon čega se miris sirćeta neće osetiti.

8. Izbeljuje zube

Jednu količinu jabukovog sirćeta razblažite u dve količine vode pa mućkajte u ustima tu tečnost. Operite zube kao i obično.

9. Uklanja neprijatan miris nogu

Obrišite noge papirnatim peškirom potopljenim u jabukovo sirće.

10. Pomaže kod mršavljenja

Jabukovo sirće čini nas sitijim, a kiselina u njemu sprečava nakupljanje masnih naslaga.

11. Pomaže kod upale grla

Čim osetite bol u grlu mućkajte mešavinu od jednake količine tople vode i jabukovog sirćeta kako biste zaustavili dalje komplikacije. Ponovite svakih sat vremena.

12. Čisti sinuse

Jabukovo sirće uklanja i sekret koji se nakuplja u sinusima i otežava disanje. Njegova antibakterijska svojstva takođe sprečavaju upalu sinusa i prehladu. Popijte malo vode pomešane sa jabukovim sirćetom.

13. Pospešuje probavu

Ako imate problema sa lošim varenjem hrane, svako jutro na prazan želudac popijte rastvor od vode i jabukovog sirćeta. Jedna rakijska čašica se razblažuje u jednoj čaši vode. Pektin u sirćetu olakšaće rad creva.

14. Uklanja virusne bradavice

Umočite komadić vate u sirće, flasterom zalepite preko bradavice te ostavite da odstoji preko noći. Ponavljajte svake noći sve dok bradavica ne otpadne.

15. Vraća energiju

Kalijum i enzimi u jabukovom sirćetu pomažu kod podizanja energije. Dodajte malo sirćeta čaši vode i popijte. Možete je piti i tokom treninga kako biste se manje iscrpeli. Amino kiseline u sirćetu sprečavaju nakupljanje mlečne kiseline nakon vežbanja.

RICINUSOVO ULJE – OTROV ILI LEK?

„Nije li to ulje otrovno?" - sigurno se pitate kada čujete za ulje ricinusa.

Istina je da je ricin jedan od najjačih otrova na svijetu.

Dobija se od biljke ricinus (lat. Ricinus communis), a ona je prema Ginisovoj knjizi rekorda proglašena najotrovnijom biljkom na svijetu.

No ricinusovo ulje nije nimalo otrovno, nego zapravo jako lekovito.

Ricinusovo ulje zbog svoje lekovitosti u narodu nosi naziv Hristov dlan.

Ricinusovo ulje se koristilo u vrlo različite svrhe.

U drevnoj Grčkoj ricinusovo ulje se koristilo u rasveti, kao mast za telo i za poboljšanje rasta kose.

Ricinusovo ulje se koristilo kao sredstvo protiv parazita.

Lekovitost ricinusovog ulja

Ono što ricinusovo ulje čini posebnim je vrlo retka ricinoleična kiselina, ono je sadrži čak 90%.

Veruje se da je baš zbog nje ricinusovo ulje toliko lekovito. Ricinoleična kiselina se pokazala vrlo delotvornom protiv gljivica, plesni, virusa, parazita i bakterija.

Prirodni lek za sveopštu dobrobit organizma!

Ricinusovo ulje se već dugo primjenjuje kod:

➢ išijasa

➢ ćelavosti

➢ artritisa

➢ slabe cirkulacije

➢ zatvora

➢ tumora dojke

➢ mioma i cista

➢ radavica

➢ bronhitisa i prehlade

➢ autoimunih poremećaja

➢ Parkinsonove bolesti

➢ epilepsije

Ricinusovo ulje poznati je lek protiv zatvora

Preporučuje se piti naveče pomešano sa sokom radi izbegavanja neugodnog ukusa.

Preporučena doza ulja iznosi 0,5 - 1 kašika. Ulje se ne sme konzumirati više od nedelju dana.

Zbog snažnog delovanja na cirkulaciju ricinusovo ulje se često koristi u oblogama. Sve što vam je potrebno je čista gaza, plastična traka, termofor i peškir. Uljem natopljenu gazu stavite na kritično mesto, prekrijte trakom, na to stavite termofor, omotajte peškir i držite sat vremena.

Postupak ponavljate toliko često koliko želite - kod ozbiljnijih tegoba preporučuje se staviti oblog 4 puta nedeljno tokom mesec dana.

Kod mioma, cista na jajnicima, benignih tumora, različitih upalnih stanja, menstrualnih bolova, zatvora i proliva preporučuje se stavljati obloge na donji deo trbuha.

Oblozi se mogu stavljati i na područje jetre u svrhu čišćenja jetre.

Masaža ricinusovim uljem pomaže kod natečenih dojki, raka dojke, artritisa, reumatizma, bronhitisa i prehlade.

Ako imate problema s bradavicama, svake večeri ih masirajte 10-15 minuta ricinusovim uljem dok ne otpadnu.

Ricinusovo ulje pokazalo se korisnim u spoljnoj primeni kod Parkinsonove bolesti, multiple skleroze i cerebralne paralize.

Može ublažiti tegobe uzrokovane lupusom i sklerodermijom. Korisno je i kod epilepsije, bolesti jetre i žučnog mjehura kao i kod hroničnog zadržavanja tečnosti.

Ricinusovo ulje se ne preporučuje trudnicama, osobama s osetljivim želucem i bolestima bubrega. Nemojte ga uzimati u prevelikim količinama, jer može dovesti do proliva i povraćanja.

Ricinusovo ulje za savršen izgled kože

Ovo ulje ima veliku upotrebu u kozmetici zbog visoke količine vitamina E i ricinoleične kiseline.

Zbog svojih hidrantnih svojstava idealno je sredstvo za negu suve kože i kose.

Podstiče stvaranje kolagena i elastina što umanjuje pojavu bora - to ga čini odličnim sredstvom za negu zrelije kože.

Ricinusovo ulje uklanja prištiće i mitisere, čisti i hidrira kožu. Podstiče rast trepavica, kose i obrva. Redovna primena ulja takođe poboljšava rast noktiju, spečava opadanje kose i uklanja perut.

Pomaže kod manjih posekotina, opekotina, abrazija, koristi se kao prevencija strija i protiv ekcema.

Ricinusovo ulje odlično uklanja šminku. Evo kako pripremiti sredstvo za skidanje šminke prema vašem tipu kože:

➢ Masna koža - 30% ricinusovog ulja, 70% suncokretovog ulja.

➢ Normalna koža - 20% ricinusovog ulja, 80% suncokretovog ulja

➢ Suva koža - 10% ricinusovog ulja, 90% maslinovog ulja

Ricinusovo ulje ima širok spektar lekovitog delovanja i lako je dostupno. Možete ga nabaviti u svim apotekama i trgovinama zdrave hrane po vrlo pristupačnoj cijeni.

Ricinusovo ulje nije otrov nego vredan prirodni lek koji možete koristiti za opštu dobrobit organizmu.

SEMENKE DINJE KAO LEK ZA EŠERIHIJU

U takvim slučajevima bolesnici pribegavaju terapiji prorodnim sredstvima. Jedan široko primenjivan način, veoma uspešan, je korišćenje osušenih, samlevenih semenki dinje u terapiji. Dovoljno je da se 21 dan, jednom dnevno uzima 1 supena kašika samlevenih semenki dinje u ili sa 200ml vode

SIRUP OD BOKVICE

Na čistom mestu uberite dosta, i muške i ženske bokvice. Operite i na dasci je izrežite u rezance. U veliku teglu širokog grla stavite red bokvice, red smeđeg šešera. Tako do vrha, završite sa šećerom.

Dobro zatvorite poklopcem, i zakopajte u zemlju. Preko poklopca stavite daščicu kako ne biste oštetili teglu kada je budete iskopavali. (Ja je obično zakopam u plastenik) Nakon 6 meseci izvadite teglu, procedite, a dobijeni sirup držite u frižideru i pijte po kašiku natašte.

Sirup od bokvice je dobar za imunitet i dobro dođe zimi, i deci i odraslima, kada nema sveže bokvice, ove čudesne biljke koja nam je bogomdana, a koju nedovoljno koristimo.

Sve dok je ima sveže treba da je koristimo kao salatu, ili kao dodatak salatama.

SODA BIKARBONA - NAJVEĆI NEPRIJATELJ FARMACEUTSKE INDUSTRIJE

Rak je kiselina, posebno mlečna kiselina koja je otpadni produkt gljivica i plesni i živi u okruženju s vrlo malo kiseonika. Ukoliko se do kancerogenih ćelija dovede što više molekula kiseonika one uginu. Soda bikarbona, neprijatelj je svake farmaceutske industrije jer će se snažno opirati ideji da nešto tako jeftino, kao što je natrijum bikarbonat, može nadmašiti najskuplje farmaceutike.

Postoje uverljivi dokazi i mnoštvo podržavajućih teorija koje upućuju na to da bi natrijum bikarbonat trebao biti primarni i univerzalni medikament za široki raspon različitih oboljenja, uključujući rak i dijabetes, kojeg bi u postupak lečenja trebali uključiti svi terapeuti i medicinski stručnjaci za veliki broj bolesti današnjice.

Kad se radi o natrijum bikarbonatu to je dobro proučena i shvaćena supstanca. Već se nalazi u širokoj upotrebi, čak i od strane onkologa koji ne bi želeli da njihovi pacijenti prebrzo umru zbog prevelike toksičnosti konvencionalnih tretmana. Natrijum bikarbonat se rutinski primenjuje kako bi se sprečilo da toksičnost hemoterapeutika i zračenja uništi bubrege pacijenata ili da ih ubije. Milijoni ljudi po celom svetu konzumiraju jone bikarbonata u vodi za piće u svrhu prevencije ili se pomoću njih leče u bolnici, klinici ili hitnoj službi zbog kliničke acidoze kao i kod mnoštva drugih stanja. Natrijum bikarbonat pomaže da se svakog dana spasi nebrojeno mnogo života.

Soda bikarbona (natrijum bikarbonat) je u medicinskom smislu jasno oslikana logotipom tvrdnje. Kada se kombinuje s drugim snažnim i temeljnim prirodnim stvarima kao što su magnezijum hlorid i jod, svako ima na dohvat ruke trojstvo medicinskih superheroja spremnih da odjednom ostvare naučna medicinska čuda. Natrijum bikarbonat je istovremeno čudesni lek. Činjenica kako biološki život najbolje funkcioniše u ne-kiselom (alkalnom) miljeu dovoljno jasno govori u prilog korisnosti sode bikarbone.

Soda bikarbona odgovorna je za transport kiseonika: širi krvne žile i lakše otpušta kiseonik u tkiva, što znači da povećava PH vrednost - baznost. Povišenje PH vrednosti mokraće sprečava kristalizaciju mokraćnih kanala.

Utvrđeno je da mokraćna kiselina uzrokuje dijabetes, srčane bolesti, srčane udare, giht, bubrežne kamence. Takođe stvara otrovni spoj alkosan koji stvaraju gljivice, a to znači dijabetes i konačno rak.

Oralnim uzimanje soda bikarbona izvlači Uran iz bubrega, sprečava infekciju bešike, gihta, artritisa, groznice te pomaže aktivnost gušterače za koju se zna da proizvodi najviše bikarbonata i koja je odgovorna za proizvodnju insulina.

U slučaju nuklearnog rata američka vojska preporučuje kupke u koje se stavi 2,5kg sode kako bi se zaštitili bubrezi i ostali organi od ozračenosti. Pijte je svaki dan ujutro i uveče po pola male kašičice u čaši vode, ali samo farmaceutsku sodu bikarbonu jer ne sadrži aluminijum.

Onu koju kupite u trgovini upotrebljavajte samo za kućnu upotrebu. Još je bolje ako je pijete u kombinaciji sa sveže isceđenim limunovim sokom ili s jabukovim sirćetom, takođe svaki dan. Za teža oboljenja najdelotvornije je ako je pijete pomešanu sa crnom melasom, javorovim sirupom ili medom. Za ovaj tretman je propisan i određeni broj dana.

Bez obzira ima li neko srčana ili neurološka oboljenja, rak ili teži oblik gripa ako uzima zajedno sodu i magnezijum hlorid osigurava sebi siguran tretman. Njihovo zajedničko delovanje odstranjuje otrove i kiseline iz svih ćelija, tkiva i organa. Uzimati 4-6 meseci pa 2-4 meseca prekid.

Način upotrebe soda bikarbone

Koristimo je za lečenje - oralno, kupka, klistir - i za kućnu upotrebu. Za lečenje obvezno koristiti farmaceutsku sodu, a za kućnu upotrebu onu koju možete kupiti u trgovini. Pijte je svaki dan 2 puta dnevno ujutro i uveče na prazan želudac pomešanu s vodom. Preporučuje se destilovana voda.

Još je delotvornije ako je svaki dan pijete pomešanu s jabukovim sirćetom ili sa sveže isceđenim limunovim sokom.

Ovo ćete pripremiti na sledeći način. Dve supene kašike jabukovog sirćeta ili dve kašike sveže isceđenog limunovog soka pomešati sa pola male kaščice sode. Pričekajte da zapeni i nakon što pena padne ulijte vode i popijte.

Ako je limun prskan sa pesticidima stavite u 2dl kipuće vode šaku soli i 5-6 supenih kašika sirćeta. Kad se voda ohladi u nju staviti limun 24 sata i dobro isprati. Ako se radi o težim bolestima pa čak i o raku pomešajte sodu sa crnom melasom, javorovim sirupom ili medom. Ovaj tretman traje od 7-14 dana.

CRNA MELASA - Pomešati po jednu malu kašičicu melase i sode u čaši vode i piti jedanput dnevno.

JAVOROV SIRUP - Pomešati javorov sirup i sodu u razmeri 3 prema 1. Zagrevati na laganoj vatri i mešati. Kad se zapeni skinuti, uliti u bocu i čuvati u frižideru. Pije se jedna mala kašičica dnevno.

MED - Isto kao i za javorov sirup. Klistiranje - Na jedan litar vode staviti nekoliko supenih kašika sode.

KUPKA - ozračenje, hemoterapija - U toplu kupku staviti 2,5kg sode i 1,5kg soli. Izvlači uran i ostale teške metale.

UMOR, NAPETOST MIŠIĆA, SKIDANJE MRTVIH ĆELIJA KOŽE - U toplu kadu staviti jednu šoljicu sode. Skinuti će mrtvi deo kožnih ćelija i ostaviti svetlu i mladu kožu.

BRADAVICE - Na vlažnu nakvašenu bradavicu lagano utrljati sodu. Raditi češće.

GRIP - Za prvi dan doza je pola male kašičice u čaši vode koju pijete 6 puta dnevno u razmaku od 2 sata. Za drugi dan pijete 4 doze dnevno u razmaku od 2 sata. Treći dan pije se dve doze po jedna ujutro i uveče. Četvrti dan nastaviti s dve doze.

BEŠIKA - Staviti jednu kašiku sode u čašu vode pa piti dve čaše zaredom tri puta dnevno - znači 6 čaša. Ovako piti prvu nedelju. Drugu nedelju isto samo piti 2 puta dnevno. Treću nedelju isto samo piti jedan put dnevno. Ne koristiti ovo više od 21 dan.

RAK PROSTATE I KOSTIJU - Pomešati po jednu kašiku sode i melase u čaši vode i piti 4 dana zaredom po jednu čašu dnevno. Peti dan istu dozu mešavine piti

2 puta dnevno. Od 6-11 dana pomešati po dve male kašike melase i sode i piti 2 puta dnevno.

Soda bikarbona za kućnu upotrebu.

KVASAC ZA DIZANJE TESTA - Vitamin C u prahu ili limunsku kiselinu pomešati u jednakim delovima sa sodom. Nećete dugo čekati da se testo digne.

UBODI INSEKATA ILI OPEKOTINA - Napraviti gustu smesu od sode i vode i obilato prekriti bolno mesto. Isprati kada se osuši.

VOĆE I POVRĆE - Oprati u posudi s vodom s 2-3 kašike sode ili staviti malo sode na mokar sunđer pa istrljati, a potom oprati.

ČIŠĆENJE MAŠINE ZA VEŠ – Staviti ½ šoljice sode u mašinu i program ispiranje.

ODČEPLJIVANJE KUHINJSKOG ODVODA - Uliti šoljicu sode, a zatim šoljicu vrućeg sirćeta. Nakon 10 minuta isprati jednom litrom kipuće vode.

NEUGODNI MIRISI U FRIŽIDERU - Dodati pola šoljice sode.

SMEĐE MRLJE NA ŠOLJICI ILI ČAJNIKU - Sodu pomešati s vodom i istrljati plastičnom četkom.

ZAGORELE NASLAGE NA TIGANJU ILI ROŠTILJU - Namazati mešavinom sode i vode i ostaviti 10 min. Ili preko noći pa ukloniti prljavštinu.

TAPACIRANI NAMJEŠTAJ ILI TAPETE - pošpricati mešavinom sode i vode i ostaviti da deluje 10 minuta pa usisati.

DASKA ZA REZANJE - istrljati pastom koja je mešavina jedna kašika sode, jedna kašika soli i voda. Potom isprati vrućom vodom.

NEUGODAN MIRIS KANTE ZA SMEĆE - Na dno posuti malo sode.

ČETKE I ČEŠLJEVI - Prati u otopini sode.

PRANJE POSUĐA – Dodati 3 kašike sode u vodu. Omekšaće i hidrirati ruke.

MIRIS LUKA NA RUKAMA - istrljati ruke s mešavinom sode i vode.

OSETLJIVOST NA KISELI SADRŽAJ UMAK - Dodati malo sode dok se kuva.

JOŠ PO NEŠTO KORISNO!

SODA BIKARBONA I ČIST VITAMIN C (ASKORBINSKA KISELINA) - APSOLUTNO NAJVEĆI SAVEZNICI VAŠEG ZDRAVLJA!!!

Soda je jedno od najstarijih prirodnih sredstava za čišćenje.

Takođe se smatra da je rak kiselina, posebno mlečna kiselina koja je otpadni produkt gljivica i plesni i živi u okruženju s vrlo malo kiseonika. Ukoliko se do kancerogenih ćelija dovede što više molekula kiseonika one umiru. Soda bikarbona se zato smatra neprijateljem svake farmaceutske industrije.

Snažno će se opirati ideji da nešto tako jefino kao što je natrijum bikarbonat može nadmašiti najskuplje farmaceutike. Postoje uverljivi dokazi i mnoštvo podržavajućih teorija koje upućuju na to da bi natrijum bikarbonat trebao biti primarni i univerzalni medikament za široki spektar različitih oboljenja, uključujući rak i dijabetes, koga bi u lekarski tretman trebali uključiti svi terapeuti i medicinski stručnjaci za veliki broj bolesti današnjice.

Soda bikarbona bez aluminijuma prirodno je sredstvo za regulisanje kiselosti organizma. Baš i poput sirćeta, soda bikarbona ima široku primenu. Može se koristiti kao pomoćna terapija nekih bolesti, koristi se u kozmetici, u kuvanju, za čišćenje... Nije toksična, često je koriste osobe koje imaju alergijske reakcije na kupovne proizvode za čišćenje.

Oralnim uzimanjem soda bikarbona sprečava infekciju bešike, giht ili bolesti bubrega koji mogu dovesti do povšenog nivoa kiselosti urina ili krvi, tada se pod kontrolom lekara specijaliste natrijum bikarbonat daje u obliku tablete ili praha (oralno), ili putem infuzije. Pomaže aktivnost pankreasa za koju se zna da proizvodi najviše bikarbonata i koja je odgovorna za proizvodnju insulina.

Manjak bikarbonata je na celom svetu najneprepoznatljivije medicinsko stanje uprkos tome što je izuzetno uobičajeno.

Problemi s kiselim pH vrednostima svaka biohemijska reakcija je osetljiva na pH vrijednost jer su enzimi na tu ravnotežu posebno osjetljivi. Naša ishrana igra važnu ulogu u održavanju povoljnog telesnog pH.

Veliki deo savremene ishrane dovodi do smanjenja pH vrednosti prema kiselom. Neravnoteža pH ometa ćelijske aktivnosti i ćelijske funkcije, pogotovo ako pH nastavi da pada. Preterano kiseli pH vodi ka ćelijskom propadanju, što na kraju vodi do ozbiljnih zdravstvenih problema, kao što su kardiovaskularne bolesti, dijabetes, osteoporoza i karcinomi. Činjenica da biološki život najbolje funkcioniše u ne-kiselom (alkalnom) miljeu dovoljno jasno govori u prilog korisnosti sode bikarbone.

Natrijum- bikarbonat odgovoran je za transport kiseonika- širi krvne sudove i lakše otpušta kiseonik u tkiva, što znači da povećava PH vrednost /baznost/. Povišena PH vrednost urina sprečava kristalizaciju mokraćnih kanala.Utvrđeno je da mokraćna kiselina uzrokuje dijabetes, srčane bolesti, srčane udare, giht, bubrežne kamence.

VITAMIN C - u prahu

100% čista askorbinska kiselina - najpoznatiji antioksidans.

Prirodni Vitamin C - najvažniji vitamin za dobro zdravlje.

Vitamin C je po strukturi beli kristalasti prašak, koji se lako rastvara u vodi, a ukus mu je kiselkast.

Vitamin C u čistom obliku je uključen u brojne procese u organizmu i kao takav veoma važan za njegovo pravilno funkcionisanje. On potpomaže boljem usvajanju gvožđa, čime doprinosi prevenciji pojave anemije. Vitamin C regeneriše vitamin E u telu, a neophodan je i za nastanak kolagena, proteina koji učestvuje u građi kože, hrskavice, tetiva i krvnih sudova. Zbog toga je veoma koristan kod zarastanja rana, opekotina, pa čak i preloma kostiju. On smanjuje količinu šećera u ćelijama i normalizuje vrednosti triglicerida. Takođe, vitamin C snažno deluje na visoke koncentracije holesterola i može ih smanjiti za 10-20%.

Čista askorbinska kiselina redovnom upotrebom za 20-60% može smanjiti mortalitet od kardiovaskularnih bolesti. Dokazana je njegova uloga i u smanjenju broja i veličine kamenova u žučnoj kesi.

Odavno je poznata njegova uloga u pojačanju efikasnosti imunološkog odgovora tela na infekcije. Jedan je od najpoznatijih antioksidanasa, materija koje sprečavaju oštećenje ćelija koju izazivaju slobodni radikali (zračenje, hemikalije, konzervansi u hrani, duvanski dim...), a time ima i značajnu funkciju u usporavanju starenja organizma. U eksperimentalnim uslovima uz druge elemente (vitamin B12) sprečava razvoj maligniteta. Naročito se govori o njegovoj preventivnoj ulozi u nastanku karcinoma želuca: nitriti i nitrati iz mesnih prerađevina reaguju sa amino - kiselinama u želucu i tako nastaju kancerogeni nitrozamini, glavni izazivači tumora želuca. Čist Vitamin C razara nitrite i nitrate i tako štiti od nastanka malignih promena na želucu. Kao moćan antioksidans sposoban je neutralisati štetne slobodne radikale i tako doprineti čišćenju organizma od toksina i teških metala. Pored toga, doprinosi poboljšanju opšteg stanja ljudi koji se leče od karcinoma.

Bez obzira ima li neko srčana ili neurološka oboljenja, rak ili teži oblik gripa ako uzima zajedno **SODU i VITAMIN C** osigurava sebi siguran tretman. Njihovo zajedničko delovanje efikasno uklanja otrove i kiseline iz svih ćelija, tkiva i organa.

SVE BLAGODETI ĐUMBIRA

Ako me pitate za samo jednu biljku koju bih preporučila svakodnevno koristiti zimi - moj bi izbor bio - **Đumbir**. Preporučujem ga, za početak, svakodnevno dodavati hrani kao začin. Ogulite ga i naseckajte na komadiće, ili još bolje - narendajte, te dodajte u čaj, jela, supe, sokove... U zimske dane vaš će stomak biti jako zahvalan i sretan ako mu što češće priuštite đumbirov čaj. Postoji više načina kako praviti đumbirov čaj - i niti s jednim nećete pogrešiti. Budući da se radi o korenastoj biljki, neki ga vole narendanog prokuvavati 15 minuta, jer znamo da je generalno pravilo kako koren lekovitih biljaka prilikom pripreme čaja najčešće prokuvamo. Posudu uvek držite poklopljenu kako bi sačuvali što više eteričnih ulja đumbira od isparavanja. Upravo zbog eteričnih ulja, neki đumbirov čaj ne prokvaju nego samo preliju vrelom vodom i poklope. Meni je najdraži čaj od đumbira koji nismo prokuvavali, nego smo sitno narendali đumbir prelili vrelom vodom i pustili da odstoji u poklopljenoj posudi najmanje 2 sata. Što duže to bolje... Vrlo je važno da đumbir naseckamo što tanje, najbolji izbor je - rendanje. I još ako čaju, uz med i limun dodamo i pola kašičice kurkume - dobili smo napitak koji dubinski balansira i leči celi organizam.

Delovanje i upotreba: Đumbir je najbolji lek protiv virusa i gripa! Energizuje celo telo, a značajno delovanje ima u ublažavanju probavnih smetnji, ostipacije, proliva, plikova, podrigivanja, spore cirkulacije... Ublažava simptome kod arteroskleroze, artritisa, mučnine, hemoroida, kod iskašljavanja sluzi (šlajm) iz pluća, grčeva, glavobolja/migrena, alergija, srčanih oboljenja (pospješuje rad srca). Koristi se i za ublažavanje menstrualnih grčeva i u svakom slučaju reguliše menstruaciju.

Iako pogoduje radu svih organa, kad spomenemo đumbir, prva asocijacija je: probava, pluća i srce.

Izuzetno je delotvoran kod ublažavanja upala u organizmu, smanjuje bol, pogoduje zdravom razvoju telesnih tkiva, jača imunitet, smanjuje rizik od mnogih srčanih bolesti, raka i hroničnih bolesti poput dijabetesa.

Ne koristiti: U trudnoći (u malim dozama može se korisiti za ublažavanje trudničke mučnine), kod upale kože, visoke temperature, visokog krvnog pritiska, krvarenja, žučnih kamenaca, (naročito đumbir u prahu).

Preporučena doza i načini korišćenja: Kapsule, čaj, sok, ili u hrani. Do 500mg dnevno.

S đumbirom nećete pogešiti, poznat i kao „Univerzalni lek" - blagotvoran je za sve. Jedan je od najzdravijih začina na svetu (najviše i svakako ga preporučujem uvek imati u kuhinji)

Stomak voli đumbir

Đumbir je, uz gore navedena dejstva i upotrebi, izuzetno koristan kod probavnih smetnji. Pospešuje probavne smetnje , apsorbuje i neutralizuje toksine u probavnom traktu, pojačava izlučivanje probavnih enzima i sokova, uključujući žuć te ublažava bolove u stomaku (osobito sveži đumbir). Njegovi sastojci čine creva glatkima, te ubrzavaju kretanje hrane - tako smanjuju nadutost i ostale neugodnosti. Čaj od svežeg đumbira ublažava bol i kiselinu u želucu, te deluje protivupalno. Đumbir leči sve probavne poteškoće. Vrlo je dobar u čišćenju organizma od parazita i bakterija, ubija patogene bakterije i pogoduje razvoju dobrih bakterija. Takode, đumbir čisti toksine iz krvi i limfe.

Spašava od glavobolje

Jedan je od najboljih prirodnih lekova koji suzbija glavobolju/migrenu, posebno u početnoj fazi. Čim počnete osećati glavobolju, dobro je popiti dve velike kašike praha đumbira otopljenog u vodi. Moguće je da se kroz nekoliko sati glavobolja ponovo pojavi, tada ponovite postupak s đumbirom.

Snižava šećer, holesterol, a pomaže čak i kod – raka!

Đumbir, između ostalog, pomaže i kod diabetesa – smanjuje šećer u krvi. U većoj dozi snižava holesterol. Istraživanja su pokazala da đumbir čak smanjuje širenje ćelija obuhvaćenih rakom te ublažava mučnine tokom hemoterapije.

Ublažava menstrualne grčeve

Stop gripu, artritisu, hladnim rukama i stopalima

Đumbir (suvi prah) pospešuje površinsku cirkulaciju, stoga se koristi u tretmanima hladnih ruku i stopala. Koristan je u ublažavanju gripa. Oblozi od đumbira pomažu kod bolnih zglobova (nastalih zbog učestalog ponavljanja istih pokreta). Često se koristi kod artritisa (suvi prah), naročito za hladne i suve zglobove.

Vrlo je bogat izvor kalciuma i gvožđa. Preporučujem ga, za početak, svakodnevno dodavati hrani kao začin. Ogulite ga i naseckajte na komadiće te dodajte u variva, supe, čajeve, sokove...

Kako prepoznati sveži đumbir?

Sveži đumbir prepoznaćete po glatkoj, debeloj kori, tamnije smeđoj boji, kvrgast je, čvrst i izgleda kao naduvan.

[NAPOMENE]

Sveži đumbir i suvi đumbir (u prahu) koristimo u različite svrhe. Sveži đubir je delotvorniji na površini organizma, đumbir u prahu je energetski puno topliji i kao takav je delotvorniji za unutrašnjost organizma.

Sveži: ubrzava perifernu cirkulaciju i pospešuje znojenje. Čisti toksine iz krvi. Kod menstrualnih grčeva preporučujem vrući čaj od svežeg đumbira.

Suvi: delotvorniji kod srčanih oboljenja, čisti sluz i toksine iz pluća, deluje protivupalno kod artritisa.

[NAPOMENE]

Sveži đumbir je bolji za smirivanje, bolji je laksativ od đumbira u prahu.

[RECEPTI]

Sirup od đumbira, ukiseljeni đumbir, i ostali Recepti s đumbirom:

Recept za jedan **jako** dobar voćno povrtno đumbirasti sok

➢ 1/2 kašike svežeg đumbirovog korena

➢ 1 sveži limun

➢ 5-6 šargarepe

➢ 1 oguljena jabuka

Dodajte vodu i izmiksajte sveži sok

Čaj od đumbira

- ➢ 4 kašike naribanog svežeg đumbira
- ➢ 2 šoljice vode
- ➢ 1/2 limuna
- ➢ 1-2 kašika meda
- ➢ 1/2 - 1 kašika kurkume (po želji)

Ogulite đumbir i narežite ga na što tanje komadiće, ili izrendajte. Prelijte ga vrelom vodom i pustite da odstoji najmanje 1/2 sata (što duže to bolje). Kada se malo ohladi dodajte med i limunov sok. Ne dodavati med u vreli čaj !

TINKTURA ZA OBOLELO KOLENO

- ➢ 5 GRAMA MENTOLA
- ➢ 5 GRAMA KAMFORA

SVE DOBRO UMUĆKATI U POLA LITRA LJUTE RAKIJE (da sa istopi) mazati koleno nekoliko puta

Za obolelo koleno II

- ➢ 1 kašika (jelovna) meda
- ➢ Pola kašičice (kafene) mlevenog bibera

Sve dobro sjediniti, namazati koleno i staviti gazu , preko toga najlon i umotati krpom i prespavati.

Činiti više puta (svaki put sastaviti novi med i biber).

UZ POMOĆ LISTA LOVORA OČISTITE ORGANIZAM OD SOLI

Da bi očistili organizam od soli uradite sledeće: U 300 grama proključale vode ubacite 5 grama lovorovog lista i kuvajte ga 5 minuta. Nakon pet minuta skinite posudu sa vatre i pretočite sadržaj u termos da odstoji. Rastvor kasnije procediti i piti s prekidima tokom celog dana u manjim gutljajima. Ne sme se popiti sve odjednom jer mogu nastupiti komplikacije.

Terapiju je potrebno ponavljati tri dana, a nakon pauze od nedelju dana se može ponoviti.

Napomena: Nemojte se čuditi ako vam mokraća bude ružičasta i ako budete mokrili skoro svakih pola sata.

Stvar je u tome, što soli počinju tako intenzivno da se rastvaraju i da nadražuju bešiku. Da se soli veoma dobro rastvaraju možete se uveriti nakon dve nedelje.

DETOKSIKACIJA ORGANIZMA SODOM BIKARBONOM

Telo oslobađa kiselosti, sprečava bolesti

Ishrana je vrlo važna u održavanju povoljnog pH stanja u organizmu koje bi trebalo biti bazno, a mnoge namirnice poput jako slatke i mesne hrane zakiseljuju organizam pa su okidač za propadanje ćelija i ozbiljne bolesti.

„Do narušene ravnoteže u organizmu najčešće dolazi zbog načina ishrane, jedemo previše žitarica, šećera i mesa, a sve te namirnice zakiseljavaju telesne tečnosti. To se ne odnosi samo na krv nego i na limfu."

Neki od priznatih stručnjaka tvrde da alkalizacijom organizma pomoću sode bikarbone mogu se sprečiti i izlečiti i najteže bolesti. Preterano kiseli pH vodi propadanju ćelija, što prouzrokuje ozbiljne zdravstvene probleme kao što su rak, kardiovaskularne bolesti, dijabetes i osteoporoza.

Ali pre svake terapije mora se izmeriti pH kod doktora jer delotvornost sode bikarbone može biti i negativna. To što biološki život najbolje funkcioniše u nekiselom okruženju (blago alkalnom) jasno ide u prilog koristi sode bikarbone koja vraća alkalnost organizmu. Na primer, alkalizirajući intravenozni rastvor natrijum bikarbonata često može smesta zaustaviti alergijsku reakciju ili astmatični napad.

Protivalergijsko, protivupalno, protivgljivično i protivkiselo svojstvo samo su neka od svojstava natrijim bikarbonata za poboljšanje života.

Osnovna funkcija sode bikarbone u telu je da organizam bude u lagano alkalnom području, gde naši enzimi najbolje rade, a organizam se u takvom području najlakše bori protiv bakterija i virusa.

Neke od indikacija koje mogu upućivati da je narušena pH ravnoteža u organizmu su učestale glavobolje, osećaj slabosti i malaksalost, alergije ili gljivična oboljenja.

Gljivice u organizmu imaju vrlo bitnu ulogu; one razgrađuju odumrla tkiva i nužne su za život.

Određeni broj gljivica u organizmu je normalan, ali kad se previše razmnože, organizam je pun toksina. One se pojavljuju kao razgraditelji toksina i njima je dobro jer imaju hranu.

Ali kad otkrijemo da su prekobrojne, treba ih suzbiti, a to se najbolje radi tako da im se oduzme hrana i da počne detoksikacija. U tome pomaže i soda bikarbona zato što ubrzava metaboličke procese i organizam iz kiselog prelazi u bazno okruženje, što njima ne odgovara. Zato je sirova hrana dobra protiv tumora jer je ona pretežno bazna.

„Treba biti oprezan kad se soda bikarbona pije jer se tako može razrediti želudačna kiselina što je vrlo loše. Ako se soda bikarbona pije, onda to treba biti terapijski, što znači da se uzima u periodu od dve do tri nedelje te treba biti spreman na nuspojave poput mučnine, dijareje i osipa. A svi ti simptomi upućuju na detoksikaciju jer otrovi negde moraju izaći. Jedan od načina uzimanja sode bikarbone u svrhu alkalizacije organizma je da se pomeša s medom i razgrađuje postepeno u ustima bez gutanja, tako se ona u telo apsorbuje kroz pljuvačku."

Kiseli otpad uništava tkiva

Sve degenerativne bolesti, uključujući rak, srčane bolesti, artritis, osteoporozu, bubrežne i žučne kamence, kao i karijes, povezane su s povišenim nivoom kiselosti u organizmu.

Simptomi kiselosti organizma su stalni umor, ali i hronične bolesti

Telesne tečnosti zdravog čoveka trebale bi biti u pH rasponu od 7,1 do 7,5. Prvi korak u pH medicini i primeni sode bikarbone jeste da proverite da li je nečije telo kiselo ili ne. Ako je telo kiselo, tad treba slediti uputstvo za ponovnu uspostavu pH vrednosti što bliže 7,4.

Ljudi čije je telo „kiselo" mogu patiti od hronično bolesnih stanja, uključujući i osećaj umora. Tokom bolesti ćelijska kiselost je niža od 7,0 i tada se čovek osjeća sve bolesnije. Čovek može ostati zdrav ako jede hranu koja je od 70 do 80 posto bazna te od 20 do 30 posto kisela. Zdravo telo ne bi trebalo imati problema da podnese kiselu hranu kao što su citrusi i paradajz.

Početni simptomi

Akne, uznemirenost, mišićni bol, hladne ruke i noge, vrtoglavica, nizak nivo energije, putujući bolovi u zglobovima, alergije na hranu, nadimanje, gorušica, dijareja, lagane glavobolje, nepravilan rad srca, bele naslage na jeziku, višak sluzi iz nosa, metalan osećaj u ustima.

Prelazni simptomi

Herpes na usnama, depresija, gubitak koncentracije, migrena, nesanica, poremećaj vida, mirisa, ukusa i sluha, astma, bronhitis, bolovi u uhu, osip, oticanje, virusne infekcije, bakterijske infekcije (stafilokok, streptokok), gljivične infekcije (Candida albicans, atletsko stopalo), mokraćne upale, kolitis, naglo opadanje kose, sinusitis.

Što bliže idealnoj pH vrednosti

Sve ćelije u telu trebaju dobru pH ravnotežu. Ako je telo u stanju kiselosti, hemijske su reakcije usporene, uključujući delovanje enzima, regeneraciju i reprodukcija ćelija.

BOSIOK

Već nekoliko hiljada godina ljudi širom planete koriste lekovitost bosiljka. Bosiljak spada u biljnu aristokratiju. Njegovo latinsko ime *Ocimum basilicum*, potiče od grčke reči bassileus - kralj.

Svoju lekovitost bosiljak duguje esencijalnom ulju kojeg ima veoma malo u biljci. Ipak ono veoma intenzivno miriše (ulje sadrži cineol metil-kalvikol, tinol lineol, kamfor). Pored esencijalnog ulja bosiljak sadrži i jedan glikozid i nešto malo tanina.

Čaj od bosiljka je vrlo prijatnog ukusa i mirisa. Veoma je važno pravilno ga pripremiti. Pustite šolju vode da proključa, skinite sa šporeta, ostavite da se prohladi jedan minut, pa dodajte šaku svežeg bosiljka ili punu supenu kašiku suvog, promešajte, obavezno poklopite i ostavite da odstoji 15 minuta. Procedite i uživajte.

Ovako pripremljen čaj od bosiljka je odlično sredstvo protiv nervoze i anksioznosti, pomaže varenje i sprečava grčeve u stomaku.

U kombinaciji sa hajdučicom i virkom bosiljak je dobar lek protiv bolnih menstruacija. Pomešan sa jednakim količinama nane i matičnjaka, bosiljak je odličan lek za prehlađen stomak i bolove u želudcu izazvane stresom i nerviranjem.

Bosiljak je odličan lek za glavobolju i migrenu. Ako je u pitanju glavobolja izazvana upalom sinusa najbolje je piti čist čaj od bosiljka. Za glavobolju u potiljačnom delu glave najbolje je bosiljak kombinovati sa istom količinom kamilice. Kada je migrena u pitanju najbolji rezultati postižu se čajem od jednakih delova bosiljka i lopuha. Obloge od bosiljka pomažu kod svih vrsta glavobolje.

Bosiljaka blagotvorno utiče i na organe za mokrenje. Protiv upale bubrega treba piti čaj od mešavine jednakih delova bosiljka, sitnice i zlatnice.

Zahvaljujući antiseptičnom esencijalnom ulju bosiljak je dobar lek za respiratorne infekcije, posebno ako su praćene visokom temperaturom. U tom slučaju meša se sa majčinom dušicom, anisom i zovom.

Kreme i sprejevi sa ekstraktom bosiljka su efikasni repelenti - teraju insekte. Ako vas ujede komarac ili pauk mesto ujeda dobro je istraljati smrvljenim listom bosiljka.

Bosiljak je i veoma cenjena začinska biljka. Đenovljani od svežeg bosiljka, maslinovog ulja, belog luka, pinjola i parmezana prave čuveni pesto đenoveze, sos u kom su u potpunosti sačuvani lekoviti sastojci. Naravno ovo važi za sveže pripremljen sos u kom nema veštačkih hemijskih dodataka.

ZA VID

Srećom imamo za vas veliko rešenje koje će poboljšati vaš vid u samo nekoliko sedmica!

Evo kako pripremiti recept:

Sastojci:

➢ čaša vode

➢ 1 gram šafrana

Priprema:

Stavite vodu u lonac, onda zagrejati dok ne provri i dodajte šafran. Neka mešavina ključa minut, a zatim ostavite da se ohladi i procedite. Dodajte malo meda po ukusu, i pijte čašu ovog čaja.

Ponovite postupak svake noći pre odlaska u krevet, i vid će biti znatno poboljšan u samo nekoliko sedmica.

Osim vraćanja vida, šafran može očistiti krv, regulisati trigliceride i nivo holesterola, poboljšati cirkulaciju krvi, izlečiti artritis i poboljšati vaše pamćenje

ZA SKIDANJE MASNOĆE

Sastojci:

➤ Dve kašike meda

➤ kašičica cimeta

➤ 250ml vode

Priprema:

Da biste pripremili ovaj recept morate pomešati ključalu vodu sa cimetom, i pustite da se ohladi. Med dodajte kada se napitak ohladi, nikada ne u ključalu vodu. Morate popiti pola od toga neposredno pre odlaska na spavanje, a drugu polovinu ujutro kad se probudite, na prazan želudac.

ZAŠTO JE ZEOLIT VAŽAN ZA LjUDSKI ORGANIZAM

Razlog mnogih modernih bolesti je uzrokovan brzim tempom života, zatrovanom hranom, vodom, proizvodima punim pesticidima, zagađenim okruženjem i posebno nedovoljnim unosom mikroelemenata (minerala, vitamina, amino-kiselina...).

Posebnu ulogu na zdravlje čoveka igraju minerali, Posledice neuravnoteženog balansa minerala su narušeno zdravlje, pad imuniteta, autoimuni poremećaji, stvaranje tumora i mnogo drugih hroničnih oboljenja, depresija i poremećaja sna

Bez minerala nema životnih procesa

Minerali su integrisani u sve životne procese koji se odvijaju u biljkama, životinjama i ljudima. U jednu ruku oni su bazične supstance u strukturi živih bića, a sa druge strane oni regulišu apsolutno svaki proces u organizmu.

Minerali se pojavljuju u svojstvu elektrolita. Elektroliti imaju polarizovana svojstva i dele se na katjone i anjone. Katjoni su pozitivno naelektrisani a anjoni su negativno naelektrisani. Esencijalni minerali su elektroliti u jonskoj formi. Primeri katjona su Na+, Ca++, Mg++, dok su primeri anjona Cl-, HCO3-.

Joni minerala se pre svega nalaze u ekstracelularnim i intracelularnim tečnostima, gde mogu da generišu potencijalne razlike. To je jonska forma kojom minerali ispunjavaju funkcije elektrofiziološkog regulisanja čitavog ljudskog organizma.

Dakle, nedostatak minerala može, ne samo da dovede do mineralne neravnoteže, već može da utiče na elektolitičke procese u celini, a time i na ukupnu telesnu homeostazu jer su uključeni u apsolutno sve funkcije.

ZEOLIT

Prirodni klinoptilolit-zeolit deluje kao auto-bioregulator u ljudskom i životinjskom organizmu, i sa hidratisanim SiO2 igra glavnu ulogu u osnovnim životnim procesima.

Preparat proizveden na bazi aktiviziranog zeolita se koriste za detokskaciju organizma i kao prevencija raznih problema koji mogu nastati nepravilnom ishranom ili usled poremećaja metabolizma.

Specifična struktura kristalne rešetke minerala zeolita omogućava njihovu upotrebu kao mineralnog sunđera koji skuplja sve otrove u organizmu, vezuje ih za sebe i sa fekalijama izbacuje napolje, ne ostavljajući za sobom nikakve hemijske zaostatke.

Njegova efikasnost se ogleda pre svega kod detoksikacije organizma nakon prekomerne upotrebe alkohola, nikotina ili nekih drugih opijata, a primenjuje se i za sakupljanje neprijatnih mirisa, sprečavanje znojenja i stvaranja gljivičnih oboljenja i poboljšanje opšteg imuniteta.

Svakodnevna upotreba zeolita reguliše vrednost PH u granicama od 7,35 do 7,45.

Na navedenim PH vrednostima podiže se imunitet i sprečava dalji razvoj bakterija i virusa.

MNOGI SU ŠOKIRANI: LIMUNADA S KURKUMOM LEČI DEPRESIJU

Kurkuma donosi puno dobrobiti za celi organizam.

Bogata je prirodnim sastojcima koji deluju protivupalno, usporavaju rast kancerogenih ćelija i snižavaju kolesterol.

Popis lekovitih dobrobiti kurkume zaista je fascinantan.

Samo neka od najčešće spominjanih lekovitih svojstava kurkume su snažna pomoć u lečenju:

➢ raka kože

➢ Alzheimerove bolesti

➢ artritisa i reume

➢ bolesti žučne kese

➢ bolova u želucu

➢ probavnih tegoba

➢ gorušice

Možda je najzanimljivije svojstvo ovog napitka to što on deluje i kao snažan prirodni lek protiv depresije.

Dok i drugi farmaceutski lekovi prouzrokuju ozbiljne nuspojave, uključujući otežano disanje, krvarenje u želucu i misli o samoubistvu, limunada s kurkumom je potpuno prirodna i neškodljiva.

Lečenje depresije kurkumom

Postoje razni sintetički lekovi koji se koriste za ublažavanje depresije.

Prirodna sredstva mogu biti isto tako delotvorna, ali za razliku od komercijalnih nemaju štetne uticaje na zdravlje.

To je nova i iznenađujuće dobra lekovita primena kurkume. Ljudi koji pate od depresije imaju upalnih procesa u mozgu. Takođe, imaju i slabije razvijenu neurogenezu, proces kojim se neuroni obnavljaju, što znači da se kod njih stvara manji broj novih moždanih ćelija nego kod ljudi koji nemaju depresije. Kurkumin je tu od izuzetne pomoći zato što je moćan protivupalni agens i snažan stimulator neurogeneze.

Recept: Limunada s kurkumom

Limunadu s kurkumom moguće je pripremiti u raznim varijantama.

Odabrali smo za vas najjednostavniji i najbrži recept, a vi ga možete nadopuniti prema vlastitom ukusu pomorandžom, grejpom ili drugim sastojcima.

Sastojci za 4 čaše:

➢ 4 šoljice hladne vode

➢ 2 supene kašike kurkume u prahu

➢ 4 supene kašike javorovog sirupa ili meda

➢ 1 limun ili limeta

➢ 1 pomorandža (po želji)

➢ 1 prstohvat crnog bibera

Priprema:

Sve sastojke stavite u posudu i dobro izmešajte. Servirajte s kriškama limuna iz organskog uzgoja.

Dobrobiti:

Osim što leči depresiju, ovaj napitak ima antiupalna i antivirusna svojstva te deluje kao snažan antioksidans.

Znatno podiže imunitet i poboljšava apsorpciju nutrijenata. Često se koristi kao sredstvo za čišćenje organizma, ali i za zdravo mršavljenje jer sadrži sastojke koje uklanjaju toksine i tope kalorije.

Može se konzumirati svakodnevno i odlično odgovara uz svaku hranu.

Ono što mnogi ne znaju jeste da crni biber pojačava dobrobiti kurkumina.

Zato, kada god je to moguće, kurkumu konzumirajte u kombinaciji s crnim biberom koji će pojačati njeno dejstvo.

MELEM KOJI LEČI VIŠE VRSTA BOLESTI

Ako pomešate samo tri sastojka, dobićete melem nezamenljiv u domaćinstvu, koji leči hroničnu upalu sinusa, gnojnu anginu, ciste na jajnicima

Naime, radi se o ruskom receptu koji se u narodu prenosi sa kolena na koleno, a važi za recept koji je lako napraviti, a pomaže kod mnogih bolesti.

Za ovaj melem potrebno vam je:

- ➢ 400ml hladno ceđenog ulja   , po mogućnosti maslinovog, a nije isključeno ni kokosovo ulje ako volite lep i jači miris

- ➢ 1 jaje, po mogućnosti domaće, organsko,

- ➢ 60g pčelinjeg voska.

Priprema:

Skuvajte jaje, uzmite žumance i izgnječite ga. Stavite ulje u šerpu i u njega vosak. Uključiti na laganu vatru.

Kada se vosak otopi, dodajte žumance. Malo po malo stavite u šerpu. Ulje treba da pucketa, a ako počne da peni sklonite s vatre, pa opet vratite dok ne umešate celo žumance.

Nakon toga, procedite kroz cediljku i sipajte u teglu. Dobro bi bilo da dok se ne stegne promešate par puta kako vosak ne bi pao na dno.

Korišćenje:

Mast je veoma efikasna. Ako se mast koristi za obloge, potrebno je ugrejati na vodenoj pari (na otprilike 40 stepeni)

Ovaj melem pomaže kod:

Upala sinusa: Istopite mast u kašičici i odmah sipajte u pipetu. Da se mast ne bi stegla, radite ovo brzo. Takvu smesu kapati u nos dva puta dnevno sa intervalom od jednog sata. Lekari tvrde da se možete otarasiti i mesečnog sinusitisa. Mast „probija" sinuse i povlači na sebe sav gnoj sa velikom jačinom.

Gnojni otitis: Savijeni komadić vate, umočiti u ovu mast i staviti u uho. Po potrebi menjati, uz to mazati mast i iza uha. Mast izvlači sav gnoj. Tako se leče svi otitisi, ne samo gnojni.

Gnojna angina, apcesi u grlu, upala krajnika: Staviti mast u grlo i obloge na vrat. Ako se radi naveče, ponavljati proceduru 2-3 puta, ujutru apces puca.

Bronhitis, bol u želucu, crevima, čirevi na telu, čmičke na očima: Tri puta na dan pre obroka, uzimati po pola kašičice masti.

Ženske bolesti: fibromiomi do 10 nedelja, ciste na jajnicima, upale, mastitis. U vaginu se stavljaju tamponi sa ovom masti ujutru i uveče. Postoje tvrdnje da posle desetak dana, od ciste bi trebale ostati samo uspomene. Za fibromiome treba duže vremena.

Kod mastitisa, na grudi se stavlja papirna salveta, prione u mast, odozgo - najlon kesa. Po mogućnosti, menjati na svaka 2 sata.

Opekotine, čirevi, rane, ostrva, zubobolja, bol u zglobovima: Nanosi se na obolelo mesto preko noći i umotava se. Možete samo komadićem vate, natopljenim u mast, ako rane nisu velike.

Kod zubobolje - mast se uzima čistim prstom i maže se bolni zub i desni.

Trofički čirevi, gangrena: takođe stavljati papirne salvete natopljene mašću i menjati na svaka   2 sata. Iz rana bi obilato trebao početi curiti gnoj.

Kod lečenja hemoroida: pravi se tampon od gaze i stavlja se u anus preko noći , 8 - 10 dana ili dok ne dođe do poboljšanja.

Sve što se maže - radi se na noć . Obloge na bolesne zglobove, kolena - umotavati.

Mast je dobra za ojačavanje noktiju : utrljati u nokte preko noći.

Napomena: Vosak mora biti prirodni, pčelinji. Za spoljnu upotrebu može se koristiti bilo koje biljno ulje. Za unutrašnju - bolje je maslinovo.

PRIRODNA MASKA

Ova anti-bora domaća maska za lice je najbolje prirodno rešenje da se rešite znakova starenja. Osim toga, vrlo je laka za pripremu, a što je još važnije jeftina je, tako da ne samo lice, već i vaš novčanik će vam biti zahvalni.

Sastojci:

➢ 1 belanace

➢ 1/2 kašičice limunovog soka

Priprema:

Stavite belance u posudu, i umutite mikserom. Zatim dodajte sok od limuna. Nastavite s mućenjem nekoliko minuta dok ne dobijete homogenu mešavinu.

Uputstvo:

Prva stvar koju trebate učiniti je da dobro očistite lice. Ne zaboravite vrat.

Zatim, proverite da li su vam ruke čiste, prstima, uzmite malo smese, i lagano kružnim pokretima primieniti masku na lice. Ostavite na licu oko 5-10 minuta, a zatim je uklonite toplom ili hladnom vodom kako želite.

Na kraju, nanesite svoju omiljenu hidratantnu kremu.

Za najbolje rezultate, potrebno je da ponovite ovaj tretman tri do četiri puta sedmično. Verujte, postići ćete zadivljujuće rezultate!!

JOŠ PO NEŠTO KORISNO O SODI BIKARBONI

Kako sve možete iskoristiti sodu bikarbonu

Soda bikarbona se može koristiti kao jeftinija i zdravija zamena za bar 50 industrijskih proizvoda koje svakodnevno koristimo. Jednako je efikasna, jeftinija i bezopasna.

➤ za uklanjanje mrlja sa odeće (čak i od ulja i masti)

➤ kombinacija sode bikarbone i limunovog soka savršeno će očistiti vaše kupatilo i kuhinju (pločice i sanitarije)

➤ sodom bikarbonom možete ugasiti male požare u kući i automobilu - mesto koje gori pospite sodom bikarbonom

- ako povrće i voće operete vodom u kojoj ste rastvorili malo sode bikarbone, bolje će se oprati. Isperite običnom vodom.

- ako na dno kante za smeće sipate malo sode bikarbone, pa onda stavite kesu, ona će upiti neprijatne mirise.

- beli veš će se bolje otkuvati ako ga pre ubacivanja u mašinu potopite u rastvor sode bikarbone.

- odlična je za pranje frižidera i zamrzivača. Ako u frižideru držite posudicu sa sodom bikarbonom, i povremeno je promešate, neće biti neprijatnih mirisa. Sodu menjati na svaka dva mjeseca.

- Soda odlično uklanja mirise mačaka. Na dno kutije stavite sodu bikarbonu pa preko sipajte pesak za mačke u tri puta većoj količini.

- Jednom mesečno sipajte sodu bikarbonu u mašinu za veš i pustite je da odradi jedan ciklus. To će je očistiti.

- češljeve i četke potopite u rastvor tople vode, sode bikarbone i 1 kašike šampona za kosu. Neka tako stoje pola sata pa ih isperite toplom vodom i osušite. To će ih oprati i dati im svež miris.

- plastične stolove i stolice perite vlažnim sunđerom i sodom bikarbonom, a mrlje sa plastike gustom pastom od sode i vode.

- ako vam je termos dugo stajao do sledeće upotrebe, osvežićete ga sodom bikarbonom i vodom.

- aparat za filter kafu očistićete ako sipate 1 kašiku sode u vodu i pustite da odradi ciklus sa tim. Dobro isperite.

- masne podove u garaži i radionici pospite sodom bikarbonom, ostavite da deluje i isperite vodom.

- srebro možete ispolirati vlažnom krpicom i sodom bikarbonom.

- ako vam zagori hrana, lonac oribajte sodom bikarbonom, a ako je baš drastično onda naspite sodu bikarbonu i malo vode (da bude gusto) i ostavite, pa oribajte sutradan.

- porcelansko i stakleno posuđe dobiće sjaj ako ga operete u sodi bikarboni i vodi

- u slivnike svake nedelje uspite po 4 kašike sode bikarbone, ostavite malo pa prelijte vrelom vodom.

- zavesu za tuširanje potpite u vodu sa sodom i biće čista

- da biste uklonili jake mirise sa ruku, navlažite ruke i jako ih istrljajte sodom bikarbonom.

- Soda bikarbona je najbolji prirodni izbeljivač zuba

- uklonite smrad iz cipela i patika tako što ćete ih posuti sodom bikarbonom iznutra

- umesto soli za kupanje, u vodu dodajte pola šoljice sode bikarbone i koža će vam biti meka

- da biste izlečili osip od dečijih pelena, u vodu u kojoj kupate bebu dodajte malo sode bikarbone

- ubode insekata i opekotine od meduza i koprive efikasno će izlečiti pasta od malo vode i dosta sode bikarbone. Primeniti direktno na mesto koje boli.

- nesnosan svrab od dečijih boginja ublažiće soda dodata u vodu za kupanje

- kiselinu u želucu otkloniće malo sode i vode.

- ispiranje usta vodom sa umešanom sodom bikarbonom je odlično kod afti, otvorenih ranica i čireva

- ubode insekata smiriće mešavina sode bikarbone i jabukovog sirćeta

- pčelinji ubod smiriće gusta pasta od sode bikarbone i vode

- kada dete povrati po kauču, operite fleku sodom i neugodan miris će nestati

- operite prozore rastvorom sode bikarbone

- dodajte sodu bikarbonu u prvu vodu u kojoj kuvate pasulj, i biće lakše svarljiv

- odlična je za čišćenje kofera sa putovanja - istrljajte unutrašnjost kofera vlažnom krpicom namočenom u sodu bikarbonu, i kad se osuši, samo usisajte ostatke sode sa kofera.

- mikrotalasnu pećnicu prebrišite iznutra mešavinom sode bikarbone i sirćeta i ostavite nekoliko minuta da nestane miris sirćeta, sa kojim će otići i miris hrane iz mikrotalasne. Isto važi i za toster,

➤ kad čistite živinu, u ključalu vodu dodajte sodu bikarbonu. Perje će se lakše skidati sa kože, a meso će biti čisto i belo,

➤ stari recept za uklanjanje svake vlage sa tepiha, pa i mokraće kućnog ljubimca je obilno posipanje sodom bikarbonom. Kad se osuši, sodu temeljno usisati.

SODA BIKARBONA KAO LEK

Natrijum hidrogenkarbonat (NaHCO3) u domaćinstvima je poznata pod nazivom soda bikarbona. NaHCO3 ili soda bikarbona je beli kristalni prah koji se slabo otapa u vodi dajući slabu baznu otopinu. Zagrevanjem se raspada na natrijum karbonat, vodu i uglenik (IV) oksid.

Osim što se može koristiti kao vrlo efikasno sredstvo za kuvanje i čišćenje u domaćinstvu, soda bikarbona kao lek jednako je efikasna. Naravno, ako se s njom ne preteruje.

SODA BIKARBONA – pomaže kod urinarne infekcije

Lek sastavljen od jedne četvrtine kašičice sode bikarbone pomešane s otprilike dva litra vode (svakodnevno, kroz nekoliko dana) mogao bi pomoći kod problema s urinarnim traktom. Naime, soda bikarbona čini okruženje u bešici više baznim, što bakterijama smanjuje mogućnost širenja.

SODA BIKARBONA – povećava brzinu i snagu

Soda bikarbona poznata je od davnina kao lek za osobe koje imaju problem sa preteranim lučenjem želudačane kiseline. Telu pomaže na taj način što smanjuje višak kiseline koja uzrokuje bol u želucu. Takođe, taj višak kiseline u mišićima uzrokuje osećaj umora. No, ipak mora biti jasno da soda nije čudotvorna supstanca i da će njezin efekat osetiti samo vrhunski sportisti.

SODA BIKARBONA – čisti zube i vrši piling lica

Soda bikarbona korisna je i za čišćenje zuba i piling lica. Neki ljudi su skloni pojavi perioralnog dermatitisa - iritacijama kože, ili aknama oko usta, koje nastaju zbog pranja zuba pastom sa fluorom. Inače, sodu bikarbonu može koristiti većina ljudi jer je vrlo blago sredstvo.

SODA BIKARBONA – protiv ujeda insekata

Soda bikarbona može se naneti i na kožu u obliku paste napravljene od tri dela soda bikarbone i jednog dijela vode u svrhu ublažavanja ujeda insekata.

SODA BIKARBONA – protiv žgaravice

Povremeno uzeti sodu bikarbonu da bi se smirila gorušica je u redu, ali uzimati je redovno i kontunuirano nije preporučljivo. Alternativna i klasična medicina se slažu da se od preteranog uzimanja sode bikarbone može otrovati i izazvati mnoge nuspojave kao što su metabolička alkaloza, otekline (koje su posledica preteranog unosa natrijuma), glavobolju, mučninu, povišeni krvni pritisak zbog unosa natrijuma pa čak i otkazivanje rada srca.

Kod osoba koje redovno unose preparate kalcijuma upotreba sode bikarbone može rezultirati pojavom kamenaca u bubregu i zastojem bubrega. Ako osetite slabost mišića, usporene reflekse, konfuziju, natečenost nogu ili članaka, vrlo crnu stolicu i povraćanje, a koristite redovno sodu bikarbonu morate se odmah obratiti doktoru. Danas postoje moderni antacidi (lekovi koji neutralizuju želudačnu kiselinu) u vidu tableta topivih u ustima ili u vidu šumećih tableta koje se otapaju u čaši vode i koji uspešno rešavaju problem sa gorušicom, osećajem nadutosti, žarenjem u predelu želuca i jednjaka.

PROTIV INSEKATA U KUĆI

Bubašvabe možete oterati bez upotrebe hemikalija tako da pomešate dve kašike sode bikarbone, dve kašike brašna i dve kašike šećera te smešu posipate po mestima kao što su kuhinja ili kupatilo te ispred ulaza u stan.

Uz ivice posipajte so, kredu ili dječji puder kako bi se rešili mrava

Svaki od sastojaka ove smeše ima svoje delovanje. Šećer će namamiti bubašvabe, brašno će ih zasmetati, dok će ih soda bikarbona uništiti.

Mravi su takođe neželjeni gosti u vašoj kuhinji, a njih ćete se najlakše rešiti ako posipate so po ivicama kuhinje ili sitnim pukotinama. Možete ih zaustaviti s običnom kredom ili sa dečjim puderom.

SAMO JEDAN SASTOJAK

Očistite telo od otrova lekom starim 5.000 godina

Organizam ima samo dva načina da se oslobodi otrova, jedan putem debelog creva, a drugi preko pljuvačnih žlezda koje je potrebno stimulisati.

Pre 5.000 godina u drevnim indijskim spisima opisana je metoda mućkanja biljnog ulja u ustima, a ovaj recept se mnogo puta pokazao kao veoma delotvoran.

Potrebno je hladno ceđeno ulje, suncokretovo, maslinovo ili susamovo, a trebate mućkati u ustima 15-20 minuta, a zatim ispljunuti i isprati usta vodom ili čajem.

Mućkanje treba primenjivati ujutru, na prazan stomak, i tri puta dnevno pre jela.

Tokom mućkanja kroz pljuvačne žlezde protiče nekoliko litara krvi koja se tada oslobađa otrovnih materija, a važno je ponoviti da ulje poslije mućkanja treba obavezno ispljunuti.

ZA REGULACIJU ŠEĆERA

Sastojci:

➢ Šaka kelja

➢ 5 kivija

➢ 1 banana

➢ 1 jabuka

Priprema i način korišćenja

Stavite u blender sa pola litra vode. Dobijeni napitak pijte jednu čašu ujutru pre doručka, a ostatak tokom dana.

ALUMINIJUMSKA FOLIJA

Aluminijumska folija ima isceljujuća svojstva, a često je koriste kineski i ruski iscelitelji. Praksa je pokazala da se aluminijumska folija može koristiti i van kuhinje, ali sa izvesnim oprezom.

Ukoliko imate problema sa bolovima u rukama, trebate obložiti prste, a po potrebi i celu ruku folijom.

Isto vredi i za bolove u vratu, leđima, ramenima, kolenima i petama, prosto zamotajte bolni predeo aluminijumskom folijom i bol će ubrzo nestati.

Bioprotok koji prolazi kroz biološki aktivne tačke u našem organizmu se na taj način reflektuje i vraća odakle je došao. To pozitivno utiče na pogođene organe koji imaju veze sa istim uzrokom. Na taj način možete da se rešite i zdravstvenog problema i da ublažite bol.

Ovu zanimljivu metodu isceljivanja već dugo koriste kineski i ruski iscelitelji, a ona je detaljno objašnjena u knjigama Vilhelma Rajha, psihoterapeuta koji je bio Frojdov učenik.

Kako aluminijumska folija može da vas izleči?

Uzmite komad aluminijumske folije, stavite na bolno mesto i osigurajte zavojem.

Aluminijumska folija je odlična za lečenje bola u vratu, leđima, rukama, nogama, zglobovima itd. Takođe se može koristiti za tretiranje operativnih ožiljaka i gihta.

Potrebno je samo da stavite komad folije na ožiljak ili da zamotate palac folijom i zavojem ukoliko lečite giht. Kineski iscelitelji smatraju da tretman treba da traje bar 10-12 sati.

Postavite komad aluminijumske folije na bolno mesto i ostavite je preko noći. Napravite pauzu od 1-2 nedelje a onda ponovite tretman po potrebi.

Aluminijumska folija ima jak antiinflamatorni efekat.

Aluminijumska folija može da pomogne pri ublažavanju prehlade.

Umotajte svoja stopala u 5-7 slojeva folije i postavite komadić papira ili gaze između svakog sloja. Držite ovu kompresu oko sat vremena.

Zatim je skinite i ponovo postavite posle dva sata. Zatim opet držite sat vremena i ponovo napravite pauzu. Trebalo bi da ponovite tretman tri puta. Čitava procedura traje nedelju dana.

Međutim, mnogi ljudi i dalje raspravljaju o tome na koji način ovaj tretman deluje.

Neki se pozivaju na nauku, dok drugi objašnjavaju tretman bioenergijom.

Ruski naučnik A.V. Skvorcov objašnjava:

„Iscelitelji često koriste alate za stvaranje specijalne energije, kao što su proizvodi od aluminijumske folije. Ljudski organizam poseduje specijalne matične ćelije koje su isprepletane sa poljem Zemlje. Iz nekog razloga, ovo polje se deformiše, što utiče na protok energije koja dolazi do matičnih ćelija.

Površina folije reflektuje polje Zemlje kao velika lupa, zbog čega ono postaje mnogo veće i omogućava ponovno uspostavljanje kontakta između ćelija i polja.

Štaviše, sjajna površina folije sprečava probijanje spoljnog štetnog zračenja u ljudski organizam".

ZA PODMLAĐIVANJE KOSTIJU I OTKLANJANJE BOLOVA

Ovaj lek pomaže kod lečenja artritisa, osteoartritisa, bolova u leđima i svega što je povezano sa zglobovima, kostima i mišićima.

Kad moderna medicina ne pomaže, najbolje se okrenuti onoj narodnoj. Verovatno ako pitate svoju baku šta uraditi ako vas bole zglobovi, daće vam recept za "čarobnu" mešavinu.

Kažu da taj lek pomlađuje kosti za 20 godina!

Dakle, ako osećate težinu u nogama, bolove u zglobovima, ako vas muče bolovi u leđima i imate posledice od nekih starih povreda, ne trebaju vam skupi gelovi i masti, dovoljno je par jednostavnih sastojaka.

Sastojci:

➢ 300 ml alkohola (70%)

➢ 100 ml povidon joda

➢ 10 tableta aspirina (ili andola) od 300 mg (aspirin je na tržištu još od 1899.!)

*Sve sastojke možete nabaviti u apoteci. Povidon jod je poznat kao snažan germicid širokog spektra delotvoran protiv velikog broja bakterija, virusa, gljivica, protozoa i spora. Povidon jod se odlikuje istom širinom spektra delovanja kao i jod bez nedostatka joda-žarenja, obojenja i osetljivosti.

Priprema:

Alkohol pomešajte s jodom i dodajte izmrvljene tablete aspirina.

Promućkajte i ostavite na tamnom mestu 21 dan.

Nakon tog možete koristiti lek.

Koristite ga redovno u obliku obloga ili direktnog umasiravanja na bolno mesto.

IMALA JE OREKO 80 GODINA I NIJEDNU SEDU! TAJNA JE U OVOM NAPITKU!

Ovaj neverovatan recept će vam pomoći da povratite životnu energiju i ojačate imunitet, a pritom, nikad nećete morati da se farbate jer nećete imati sede vlasi

Dolaskom lepih sunčanih dana nastupa idealno vreme za čišćenje organizma od toksina. Među najboljim načinima za to je kura s jednim od najsnažnijih sredstava za detoksikaciju - pšeničnom travom, odnosno mladom pšenicom.

Pšenična trava deluje poput čiste sunčeve energije, a 7,5 grama ima jednaku nutritivnu vrednost kao i 175 grama šargarepe, salate ili celera. Njene sposobnosti čišćenja organizma bile su poznate još u doba faraona. Danas, kada se svakodnevno suočavamo sa stresom, zagađenom okolinom, štetnim zračenjima i nezdravom hranom, njeno detoksikacijsko delovanje je važnije nego ikad.

Ako se osećate umorno i teško i stalno ste dekoncentrisani, čišćenje organizma pšeničnom travom vam može pomoći da povratite energiju i poboljšate zdravlje.

Znakovi da vam je potrebna detoksikacija:

➤ glavobolja

➤ alergija

➤ problemi s kožom

➤ zadah i neprijatan miris tela

➤ loša probava

➤ nadutost i gasovi

➤ gojenje ili prekomerno mršavljenje

➤ zatvor

➤ umor, loša koncentracija, slabo pamćenje

➤ depresija

➤ prevremeno starenje

Dobrobiti pšenične trave

Pšenična trava sadrži preko 100 elemenata potrebnih čoveku, među kojima su esencijalne masne kiseline, važni enzimi i antioksidansi.

Jedan od važnijih elemenata je hlorofil, na kojeg otpada oko 70 odsto sastava pšenične trave. Hlorofil je važan za izbacivanje otrova i teških metala iz tela. Tu su i vitamini A, B, B17, C, E, F i K, te minerali kalijum, gvožđe, magnezijum i kalcijum.

Pšenična trava povećava broj crvenih krvnih zrnaca, čisti krv i druge organe i stimuliše metabolizam. Zbog visokog udela hlorofila obogaćuje krv kiseonikom.

Efikasno čisti jetru i neutrališe toksine. Podstiče rad štitne žlezde i smanjuje kiselost organizma.

Sok od pšenične trave vraća boju sedim vlasima

Redovno konzumiranje svežeg soka mlade pšenične trave pruža nam mnoge prednosti, a jedna od njih je i ta da može usporiti rast sedih vlasi i vratiti sedoj kosi njenu prirodnu boju!

LEK STAR 500 GODINA

Da biste napravili ovu moćnu tinkturu, nabavite 350 grama belog luka i 200ml 95% alkohola ili ruma.

Leči mnoge bolesti, ali morate biti pažljivi sa njim - veoma je jak i koristi se samo jednom u 5 godina!

Glavni sastojak recepta za prirodni lek protiv mnogih bolesti jeste beli luk.

Zbog alicina koji sadrži, beli luk ima snažno antibakterijsko dejstvo, a odličan je i u suzbijanju virusa, gljivica i parazita.

Veruje se da ova tečnost leči aterosklerozu, bolesti pluća, impotenciju, sinuse, visok pritisak, atritis, reumu, gastritis, hemoroide, pomaže mršavljenju, reguliše probleme sa vidom i sluhom i ubrzava metabolizam.

Da biste napravili ovu moćnu tinkturu, nabavite 350 grama belog luka i 200ml 95% alkohola ili ruma. Ako izaberete alkohol, vodite računa da ni slučajno ne sadrži metanol ili benzalkonijum-hlorid.

Priprema: Odvojite čenove belog luka, očistite i izgnječite. Pomešajte sa alkoholom i sipajte u staklenu flašu. Nakon 10 dana procedite, pa vratite u flašu i ostavite da ostoji u frižideru dva dana.

Primena: Ova lekovita mešavina sme da se pije najviše 12 dana i to sipajući određeni broj kapi u čašu vode pre doručka, ručka i večere. Prvog dana stavite jednu kap pre doručka, dve pre ručka i tri pre večere.

Detaljno uputstvo za primenu pogledajte u tabeli:

DAN	BROJ KAPI		
1	1	2	3
2	4	5	6
3	7	8	9
4	10	11	12
5	13	14	15
6	16	17	18
7	12	11	10
8	9	8	7
9	6	5	4
10	3	2	1
11	15	25	25
12	25	25	25

MASLAČAK: MALI ŽUTI PROLEĆNI HEROJ LEK JE ZA MNOGE TELESNE TEGOBE

Za maslačak se kaže da je prava prolećna salata iz prirode, koja krepi organizam posle dugotrajne zime. Osim što pospešuje rad bubrega, jetre i želuca, maslačak snižava nivo holesterola, leči čireve, ekceme i kožne bolesti.

Maslačak je vrlo rasprostranjena biljka i prava je riznica vitamina i minerala. Raste po livadama, travnjacima, pašnjacima, brežuljcima, baštama. Cveta u proleće kada je našem organizmu najpotrebnija vitaminska bomba, a mnogi ga, zbog aromatično-gorkog ukusa, zovu i gorko zelje, žutenica ili mlečnjak.

Pun je kalijuma, eteričnih ulja, inulina i raznih drugih supstanci neophodnih organizmu za normalno funkcionisanje; Listovi ove dragocene biljke sadrže 16-18% vitamina C i oko tri odsto gvožđa, što je mnogo više nego španać! Svi delovi maslačka su lekoviti – i cvetovi i listovi i koren. Cvetovi se beru od aprila do maja, listovi pre nego što maslačak počne da cveta, a koren se vadi u rano proleće ili ranu jesen. Listovi i koren se suše na hladnom i prozračnom mestu ili u rerni na temperaturi od 40°C.

Za šta se koristi

Iako je donedavno korišćen prvenstveno kao diuretik, dokazano je da maslačak ima i druga lekovita svojstva. Dokazano je da pospešuje rad bubrega, jetre i želuca, pročišćava krv, snižava nivo lošeg holesterola, leči čireve, ekceme i kožne bolesti. Od mladog lišća maslačka pravi se salata koja pročišćava krv, podstiče mokrenje i ublažava bolove kod oboljenja jetre i žuči, dok čaj od mladog lišća pomaže kod urinarnih infekcija.

Koren maslačka pročišćava i jača telo, pospešuje znojenje, čisti sluzokožu disajnih organa i vraća snagu. Osim toga, koristi se za lečenje kožnih bolesti, alergija, čireva i malokrvnosti, snižavanje nivoa holesterola u krvi i regulaciju menstrualnog ciklusa. Od cvetova maslačka pravi se sirup koji leči prehlade, bronhitis i upale desni.

Sok od maslačka

Najlekovitiji i najdelotvorniji je sveže isceđen sok od maslačka, koji se preporučuje za ublažavanje stomačnih tegoba i lečenje hemoroida. Sameljite listove i koren tek ubranog maslačka i iscedite sok. U čašu mleka sipajte dve kašičice soka, zasladite medom i pijte dvadeset dana, ujutro na prazan želudac.

Sirup od maslačka

Sirup od maslačka pravi se brzo i lako, i koristi se za jačanje organizma, čišćenje krvnih sudova i regulaciju varenja. U dva litra vode prokuvajte dve šoljice cvetova maslačka, procedite, dodajte kilogram meda i sok od dva limuna, pa kuvajte na tihoj vatri, neprestano mešajući, dok ne dobijete sirup. Sipajte ga u flašu i zatvorite. Uzimajte po jednu kašiku dva do tri puta u toku dana.

Čaj od maslačka

Čaj od maslačka ublažava bolove pri mokrenju i ubrzava izbacivanje viška vode iz organizma. Pomešajte kašičicu osušenih listova maslačka, kašičicu cvetova i kašičicu sitno seckanog korena maslačka, stavite u posudu, prelijte šoljom ključale vode, poklopite i ostavite da odstoji. Nakon 20 minuta procedite čaj i zasladite ga kašičicom meda. Dnevno pijte dve do tri šoljice čaja.

NAJBOLJI PRIRODNI LEK ZA PROSTATU NA SVETU

Jedan od najvećih zdravstvenih problema sa kojima se muškarci susreću od pamtiveka u svim delovima sveta predstavljaju tegobe sa prostatom. One mogu biti različite naravi, jačine i oblika. Skoro svaki drugi muškarac stariji od 45 godina već je imao problema sa prostatom a velika je verovatnoća da će ih svi doživeti ukoliko dočekaju poznu starost. U zadnje vreme ta granica starosti u kojoj se muškarci susreću sa ovim problemom sve se više pomera.

Prostata je mišićavi organ veličine oraha koji jednim delom prstenasto zatvara mokraćni kanal. Njena funkcija je produkcija sekreta koji prenosi spermatozoide.

Kako muškarci stare često dolazi do različitih problema sa prostatom a najčešći su uvećanje prostate, akutna i hronična upala i sve češće rak prostate.

Rak prostate je kod muškaraca najčešća vrsta raka uz onaj na plućima. Ono što za žene predstavljaju problem sa dojkom ili reproduktivnim organima to je svakako za muškarce prostata.

Neke od tegoba koje muče muškarce koji imaju problem sa prostatom su: učestalo mokrenje, nemogućnost potpunog izmokravanja, noćno mokrenje, opšta slabost, hladnoća i bol u donjem delu leđa i genetalija, problemi sa erekcijom, problemi sa ejakulacijom itd.

Što se prirodnih odgovora na ova stanja tiče njihov izbor nije prevelik. Najzastupljenije je korišćenje soka i čaja od brusnice sjemenki i ulja od bundave.

Ipak ovde ćemo vas upoznati sa najačim oružjem koje nam u prirodi stoji na raspolaganju u borbi sa svim nabrojanim bolestima prostate. Radi se o travi pod nazivom vrbovica ili svilovina (Epilobium parviflorum).

Biljka uspeva u našim krajevima a možete je pronaći i kod većine travara ili čak prodavaca bilja na pijacama u svim zemljama jugoistočne Evrope.

Vrbovica je po ovoj svojoj nameni poznata već par stotina godina ali se vremenom pod uticajem medicine njena moć polako zaboravljala.

Recept:

Pronađite vrbovicu , postoji više vrsta a kao lekovite za prostatu mogu se koristiti:

➢ Ružičata vrbovica (Epilobium roseum),

➢ sitnocveta vrbovica (Epilobium parviflorium),

➢ planinska vrbovica (Epilobium montanum),

➢ tamnozelena vrbovica (Epilobium obscurum),

➢ brežuljkasta vrbovica (Epilobium collinum),

➢ alpska vrbovica (Epilobium anagallidifolium) kao i

➢ močvarna i šljunkovita vrbovica.

Punu čajnu kašiku osušene ili sveže biljke poparite u 2dl vrele vode. Ostavite da odstoji 5-10 minuta , izvadite travu a čaj popijte. Čaj se pije dva puta na dan i to ujutro na tašte i uveče pred spavanje. Čaj pijete koliko je potrebno ali najmanje nekoliko sedmica. Prve rezultate poboljšanja stanja možete očekivati dosta brzo.

Čaj se koristi kod svih problema sa prostatom i daje odlične rezultate. Sa uspehom ovim čajem leče se upale prostate i bešike, probleme sa mokrenjem prouzrokovane prostatom, krvarenja u mokraći, tegobe i bolove u prostati i bešici i bubrezima, rak prostate i rak bešike.

Interesantno je napomenuti da se vrbovica kao čaj i najbolji lek za prostatu spominje na svim kontinentima, kulturama i jezicima što dovoljno govori o njenoj univerzalnoj prepoznatljivosti i uspehu.

Čaj je prijatnog ukusa, biljka je potpuno bezazlena i ne morate se brinuti za bilo kakve nus pojave. Nema potrebe da pojačavate dozu u odnosu na ovu koju smo vam preporučili, znači dve šolje od po 2 dl čaja na dan.

TRODNEVNA DETOKSIKACIJA: debelog creva, jetre i pluća

Uklanja sve otrove, masti i višak vode!

Za 72 sata ovom detoksikacijom osećaćete se preporođeno i zdravo!

Ispiranje toksina iz tela je vrlo važan proces ako želite imati savršeno zdravlje, a takođe može učiniti da se osećate bolje. Na primer pluća treba čistiti s vremena na vreme, pogotovo ako ste pušač. Budući da smo izloženi otrovima svaki dan, važno je koristiti celi kapacitet pluća i držati ih čistima.

Tretman koji ću vam predstaviti u nastavku traje 3 dana i očistiće vaše debelo crevo, jetru i pluća. Dva dana pre tretmana trebali biste prestati sa konzumiranjem mlečnih proizvoda, jer telo treba da se oslobodi od otrova iz tih proizvoda.

Takođe bi trebali popiti šolju biljnog čaja pre spavanja jedan dan pre početka lečenja, to će vam pomoći ukloniti sve toksine iz utrobe.

Metoda čišćenja od 3 dana

Početkom prvog dana popiti 300ml vode pomešane s limunovim sokom pre doručka, a onda sledi 300ml soka od grejpa - ako vam je ukus puno jak, piti istu količinu soka od ananasa. Oba soka sadrže visoku količinu sredstava za prevenciju raka koja mogu poboljšati sposobnost.

Sledeći korak je da pijete 300ml svežeg soka od šargarepe između doručka i ručka kako bi alkalizovalo krv. Za vreme ručka, takođe treba popiti 400ml kalijumom bogat šejk ili sok od banana, kruške ili marelice trebao bi biti dobar za ovaj korak.

OČISTITE KRV UZ NAPITKE OD CVEKLE, ŠARGAREPE ILI BELOG LUKA

Tri jednostavna recepta za čišćenje krvi.

Dosta vam je hroničnog umora, slabokrvnosti, nadutosti, problema s cirkulacijom?

Koristite sveže namirnice i pripazite da su organskog porekla. Bilo bi najbolje da su iz vaše bašte.

Ali ako nemate mogućnost uzgajati svoje voće i povrće, a organsko vam je preskupo, onda birajte proizvode od proverenih voćara i poljoprivrednika.

1. Sveži sok od cvekle, i šargarepe:

Sastojci:

- 1 cvekla,
- 10 šargarepa srednje veličine

U multipraktiku izmešajte sve namirnice. Stavite prvo cveklu, a zatim šargarepu.

Ovaj napitak delotvorno čisti krv i jetru od toksina.

Cvekla pomaže povišenju gvožđa u krvi.

Šargarepe su bogate vitaminom A i imaju diuretička svojstva koja pomažu izlučivanju toksina i viška vode iz organizma.

Popijte kao doručak ili tokom dana.

2. Sok od jabuke, cvekle, šargarepe, celera i spanaća

Sastojci:

- 1 jabuka
- 1 cvekla
- 8 šargarepa (srednje veličine)
- 2 celera(manje veličine)
- 3 šoljice (iseckanog) spanaća

Izmiksajte sve sastojke u multipraktiku i popijte prie doručka.

Ovaj snažni multivitaminski napitak čisti organizam, sadrži gvožđe, vlakna i minerale, a pozitivno deluje i na probavni sistem.

3. Tinktura od belog luka i crnog vina

Sastojci:

> 12 čena belog luka

> ½ litra crnog vina (po mogućnosti domaćeg)

Čenove belog luka očistiti, naseći na četvrtine i stavite u teglu. Dodajte pola litra crnog vina i posudu dobro zatvorite.

Držite je na sunčanom mestu oko dve nedelje. Svaki dan je nekoliko puta protresite, kako bi se sastojci izmešali.

Nakon dve nedelje, procedite sadržaj i stavite u staklenu bocu.

Uzimajte 1 čajnu kaščicu tri puta dnevno, u periodu od mesec dana.

Ovaj lekoviti napitak čisti krv, uklanjajući višak masnoće i soli iz organizma i ubrzava metabolizam.

Ovo je snažan napitak za čišćenje i jačanje krvi pa ga primenjujte s razmakom od 6 meseci između dva tretmana.

SADRŽAJ

113

Milijana – Mika Golubović

Priručnik alternativne medicine

NEVEN

Za izdavača: Milijana – Mika Golubović

Glavni i odgovorni urednik: Nikola Šipetić Tomahawk

Tehnički urednik: Vladimir R. Z. Protić

Korektura: Vladimir R. Z. Protić

Dizajn korica: Nikola Šipetić Tomahawk

Urednik proznih izdanja: Jelena Stojković Mirić

Supervizor izdanja: Željko Toprek